基层心血管病综合管理实践指南 2020

组织编写
北京高血压防治协会
北京糖尿病防治协会
北京慢性病防治与健康教育研究会
高血压联盟（中国）
中国老年保健协会养老与健康专业委员会
国家老年疾病临床医学研究中心中国老年心血管病防治联盟

人民卫生出版社
·北 京·

图书在版编目（CIP）数据

基层心血管病综合管理实践指南.2020 / 北京高血压防治协会等组织编写. —北京：人民卫生出版社，2020.11

ISBN 978-7-117-30611-9

Ⅰ. ①基… Ⅱ. ①北… Ⅲ. ①心脏血管疾病－诊疗－指南－2020 Ⅳ. ①R54-62

中国版本图书馆 CIP 数据核字（2020）第 187777 号

基层心血管病综合管理实践指南 2020

Jiceng Xinxueguanbing Zonghe Guanli Shijian Zhinan 2020

组织编写：北京高血压防治协会
北京糖尿病防治协会
北京慢性病防治与健康教育研究会
高血压联盟（中国）
中国老年保健协会养老与健康专业委员会
国家老年疾病临床医学研究中心中国老年心血管病防治联盟
出版发行：人民卫生出版社（中继线 010-59780011）
地　　址：北京市朝阳区潘家园南里 19 号
邮　　编：100021
E - mail：pmph @ pmph.com
购书热线：010-59787592　010-59787584　010-65264830
印　　刷：北京顶佳世纪印刷有限公司
经　　销：新华书店
开　　本：889 × 1194　1/32　　印张：6　　插页：2
字　　数：187 千字
版　　次：2020 年 11 月第 1 版
印　　次：2020 年 11 月第 1 次印刷
标准书号：ISBN 978-7-117-30611-9
定　　价：30.00 元
打击盗版举报电话：**010-59787491**　E-mail：**WQ @ pmph.com**
质量问题联系电话：**010-59787234**　E-mail：**zhiliang @ pmph.com**

编写委员会

指导专家 陈君石 高润霖 洪昭光 孔灵芝 李光伟 刘力生 许樟荣 王继光 吴兆苏

主任委员 王增武

副主任委员 王文志 陈　红 张宇清 赵文华

编写委员（以姓氏笔画为序）

王　馨 王文志 王增武 左惠娟 冯芮华 刘丽芳 闫　芳 江　滨 李　莉 李　静 邹玉宝 宋鹏坤 张　静 张宇清 张丽红 陈　红 陈　祚 陈　浩 陈琦玲 赵文华 俞　蔚 姜　垣 郭　宏 郭远林 郭丽珠 郭建军 韩　英 傅　涛 廖晓阳 潘　忞

咨询专家（以姓氏笔画为序）

王　红 卢跃棣 冯颖青 任　洁 刘建和 汤松涛 牟建军 李　勇 李南方 吴　浩 吴高俊 余　静 张亮清 陈　伟 陈晓平 陈鲁原 陈源源 胡立群 钟久昌 洪华山 袁　洪 钱　钧 郭冀珍 唐海沁 崔兆强 韩月美 韩清华 谢良地

前 言

心血管病已经成为全世界人群死亡的首要原因，其死亡患者例数占全球总死亡病例的32%。在中国，随着人口老龄化和社会城镇化步伐的加快，心血管病的发病率和患病率均持续上升。据推算，我国心脑血管病现患人数为2.9亿，其中脑卒中患者1 300万，冠心病患者1 100万。在过去的20余年，心脑血管病年龄标准化患病率增幅达14.7%。根据世界银行的估计，至2030年，脑卒中和冠心病的患病人数将分别增至3 177万和2 263万。得益于我国基本医疗保险覆盖范围的扩大、医疗技术的进步和预防措施的改善，心血管病年龄标准化死亡率下降了28.7%。心血管病病情迁延且治疗复杂，使其成为诊疗费用最昂贵的疾病之一。2016年中国医院心血管病患者出入院总人次数为1 002.63万人次，占同期出院总人次数(包括所有住院病种)的6.3%，为社会带来了极大的疾病负担和经济负担。

高血压、血脂异常、糖尿病以及肥胖、吸烟、缺乏体力活动、不健康饮食习惯等是心血管病主要且可以改变的危险因素。但我国高血压患病率从1958年的5.15%上升至2012年的23.2%；18岁及以上人群血脂异常率从2002年的18.6%上升至2012年的40.0%；18岁及以上人群的肥胖率从2002年的4.8%上升至2012年的11.9%。根据美国心脏协会标准，中国仅0.2%的居民为理想的心血管健康状态。这无疑为我国心血管病的防治带来极大的挑战。

2019年国务院印发的《国务院关于实施健康中国行动的意见》着重强调要加强心脑血管病的防控，全面落实35岁以上人群首诊测血压制度，加强高血压、高血糖、血脂异常的规范化管理。对新时期心血管病综合管理提出了新的要求。基层医疗机构作为预防保健，常见病和多发病诊疗，转诊患者康复、慢性病管理、健康管理等一体化的载体，又被赋予了新的使命。

本指南在参考国内外各专科指南及一级预防指南的基础上，重点关注对并存多种危险因素和/或合并症的心血管病患者进行管理的循证医学证据。涵盖了心血管病主要危险因素、相关常见疾病以及特殊人群的管理，强调综合风险评估，提倡卫生经济学理念。考虑基层的实际情况，本指南力求简洁、明了、实用；希望能为基层医疗机构有效开展综合管理提供指导，有利于制订个体化的治疗、随访方案，推动基层心血管病规范化管理。

希望本指南的出版，能为指导基层医生开展心血管病综合管理，推动心血管病防治工作发挥作用。另外，由于我国各地区之间医疗水平存在较大差异，本指南势必也会存在一定的局限性。希望各位读者在日后的临床实践中多提宝贵意见，以便本指南未来能不断完善。

感谢参与文献检索、执笔起草及学术指导的相关领域专家，以及协助进行文字处理、出版发行的人员，他们为此付出了智慧，以及艰辛的努力。指南的出版是对他们莫大的慰藉。撰写过程中力求审慎，但文中难免存在疏漏，望读者给予批评指正！

指南编写委员会

2020 年 7 月 3 日

目　录

临床决策或治疗措施推荐等级

推荐分类	定义	推荐等级	推荐用语
Ⅰ	该操作或治疗已被证实和/或一致公认是有益、有用和有效果的	强	推荐使用
Ⅱ	该操作或治疗的有用性和/或功效的证据尚有矛盾，或存在不同观点		
Ⅱa	现有的证据和/或观点倾向于该操作或治疗是有用和/或有功效的	中	应该使用或使用是合理的
Ⅱb	现有证据和/或观点尚不足以判断该操作或治疗是否有用和/或有功效	弱	可以考虑使用
Ⅲ	该操作或治疗已被证实和/或一致公认是无用和/或无效的，并对一些病例可能有害	不推荐	不推荐使用

证据质量水平

证据水平	定义	证据质量
A	证据基于多项随机对照临床试验或荟萃分析	高
B	证据基于单项随机临床试验或多项大规模非随机对照研究	中
C	仅为专家共识意见和/或基于小规模研究、回顾性研究和注册研究结果	低

注：证据水平和推荐等级的独立评价的，因此证据水平 C 并不一定是弱推荐。许多重要临床问题并没有相关的随机对照临床试验，但在实际临床实践中有很明确的共识。

1 心血管病的主要危险因素

1.1 吸烟 吸烟和二手烟暴露是心血管病主要的可预防因素之一。基层医生已经认识到吸烟的危害和戒烟干预的重要性，但相应的戒烟知识和戒烟技巧仍需要提高。

1.1.1 吸烟现状 2018年全球成人烟草调查（Global Adult Tobacco Survey，GATS）结果显示，中国的吸烟情况、戒烟比例近10年间没有明显改善；但二手烟暴露有较大幅度下降，特别是在医疗卫生机构、学校和政府办公场所。中国15岁及以上人群吸烟率为26.6%，其中男性为50.5%，依然居高不下。

1.1.2 吸烟与心血管病风险 烟草烟雾中含有200余种有毒有害物质，至少有69种物质具有致癌作用，其中尼古丁、一氧化碳、氧自由基、多环芳香烃和丁二烯与心血管系统损害直接相关。

吸烟可损害血管内皮功能，使机体处于炎症状态，导致动脉粥样硬化、斑块不稳定和血栓形成。也可引起血脂异常和胰岛素抵抗，增加糖尿病发病风险。

吸烟可造成心血管病年轻化，使首次发生心肌梗死的时间提前10年。60岁以上吸烟者冠心病相对风险增加2倍，而50岁以下吸烟者冠心病相对风险增加5倍。

吸烟使急性心肌梗死（acute myocardial infarction，AMI）患病风险最高增加7倍，晚期和极晚期支架内血栓形成风险增加1.55倍，冠状动脉介入治疗后死亡相对风险增加1.76倍，发生Q波心肌梗死的相对风险增加2.08倍，是冠状动脉介入治疗后非致死性心肌梗死的重要危险因素。吸烟使心脏猝死的相对风险增加3倍以上，是猝死最重要的危险因素。

吸烟使缺血性脑卒中的相对风险增加90%，使蛛网膜下腔出血的风险增加190%。

吸烟使外周血管病的患病风险增加10~16倍，间歇性跛行发病率增加4倍，截肢风险增加2倍，下肢末端旁路移植手术失败风险显著增加。70%的下肢动脉硬化闭塞症和几乎所有的血栓闭塞性脉管炎均与吸烟相关。

吸烟影响降压、降脂药物的疗效，降低冠心病的治疗效果。

1.2 饮酒 我国居民饮酒率高，多数研究认为饮酒不利于健康。

1.2.1 饮酒流行情况 我国居民饮酒率和饮酒量均呈上升趋势。2012年我国18岁及以上成年人饮酒率为30.5%，其中男性饮酒率为53.8%，远高于女性的13.6%。男性饮酒者日均酒精摄入量达32.7g。

1.2.2 饮酒对心血管系统的危害 2018年世界卫生组织（World Health Organization，WHO）明确表明饮酒没有“安全值”，无论多少，只要饮酒即可对健康产生不良影响。过量饮酒（日均酒精摄入量男性≥25g，女性≥15g）和有害饮酒（日均酒精摄入量男性≥61g，女性≥41g）均会导致不良后果。全球每年因长期过量饮酒和偶尔大量饮酒导致的死亡人数高达300万。有害饮酒可导致200余种疾病。

饮酒与心血管病之间的关系比较复杂。有研究提示适量饮酒可减少动脉粥样硬化和心血管不良事件的发生。荟萃分析显示，每日适量饮酒（酒精摄入量12.5~25.0g/d）可使体内高密度脂蛋白胆固醇（high density lipoprotein-cholesterol，HDL-C）、载脂蛋白A1和脂连蛋白水平升高，并降低纤维蛋白原水平。但绝大多数研究认为饮酒不利于健康。

目前数据并不能证明长期少量饮酒有预防缺血性心脏病和缺血性脑卒中的作用，而限制饮酒与血压下降显著相关；对高甘油三酯血症患者而言，即使少量饮酒，也会导致甘油三酯（triglyceride，TG）水平进一步升高；过量饮酒与高血压、心房颤动（房颤）及出血性脑卒中的发病和死亡风险增加密切相关。

在长期大量饮酒的人群中，酒精性心肌病的发病率为23%~40%。

过量饮酒时，对神经系统的抑制作用可累及延髓，造成延髓呼吸中枢和心血管中枢损害，引起昏迷、呼吸衰竭甚至死亡。饮酒还与多种健康风险相关，如神经精神障碍疾病、脂肪肝、肝硬化、高脂血症、动脉硬化、急/慢性胰腺炎、癌症、糖尿病等，同时可能带来自控力下降、成瘾和相关社会问题。

1.3 不健康膳食 全球约1/5的死亡与不健康膳食相关，

心血管病是其中主要的疾病。保持健康膳食是防治心血管病的关键手段之一。

1.3.1 膳食现状 在我国，尽管谷类食物仍是膳食能量的主要来源，但其消费量大幅度减少且越来越精细化。2012年谷类提供的能量占总能量的比例为53.1%，较1992年下降了近20%；另外，肉类和油脂类摄入快速上升，脂肪供能比已经达到32.9%。同时，我国居民水果、豆类和奶类平均摄入量长期低下。

1.3.2 不健康膳食对心血管的危害 我国提倡的食物多样、谷类为主的平衡膳食，以及国际上推崇的地中海膳食、DASH膳食，均以富含蔬菜、水果、粗杂粮（全谷物食品）、豆类及其制品、奶类、禽类、鱼类、瘦肉和坚果为主要食物来源，具有低盐、低饱和脂肪酸、高B族维生素、高矿物质、高膳食纤维的特征。不健康膳食是心血管病的危险因素，可使心血管病发病风险增加13%~38%。

1.3.2.1 蔬菜、水果摄入不足 蔬菜、水果可提供丰富的微量营养素、膳食纤维和植物化学物，降低脑卒中和冠心病患病风险及心血管病死亡风险。蔬菜食用量过少导致的全球疾病负担中，约85%为心血管病。每人每天每减少80g蔬菜摄入量，心血管病死亡风险上升4%~11%。与每天水果摄入量高于320g的人群相比，每天水果摄入量低于120g的人群缺血性心脏病发生风险上升21%。

1.3.2.2 高盐（钠）摄入 高盐摄入是公认的、证据最强的高血压危险因素。每日钠摄入量增加2g，收缩压（systolic blood pressure，SBP）和舒张压（diastolic blood pressure，DBP）分别升高2mmHg和1.2mmHg。盐摄入由5g/d增加至9.4g/d，高血压和正常血压者SBP升高4.2mmHg，而50岁以上人群对食盐摄入量的变化更敏感。

1.3.2.3 高饱和脂肪酸和反式脂肪酸摄入 大量证据表明，过高的饱和脂肪酸摄入会增加血脂异常、肥胖、动脉粥样硬化及冠心病的发生风险。饱和脂肪酸含量过高的食物包括畜禽类的肥肉及其油脂（荤油）、棕榈油、黄油、奶油等。

反式脂肪酸摄入与冠心病死亡风险呈正相关，反式脂肪酸摄入过量可使冠心病发生风险增加39%。目前，虽然我国人群反式脂肪酸平均摄入量很低，但应引起注意，特别是心血管病高危人群及儿童。

1.4 身体活动不足 身体活动不足是21世纪最重要的

公共卫生问题之一，身体活动行为的改变与死亡风险之间存在显著相关性。我国居民身体活动量呈下降趋势。

1.4.1 我国居民身体活动现状

我国九省市健康与营养调查结果显示，1991—2011 年 18~60 岁居民身体活动量呈下降趋势，其中职业活动下降最为明显，共下降了 31%，且主动的体育锻炼仍处于较低水平，不论男女身体活动量都显著下降。

2014 年国民体质监测结果显示，约 1/3 的成年人身体活动不足，其中 20~49 岁青壮年身体活动率处于较低水平，20~59 岁人群身体活动达标率（每周中等强度锻炼 150min 或高强度锻炼 75min）为 22.8%。同年的学生体质与健康调查结果显示，学生体育锻炼不足 1h/d 的男生占 73.3%，女生占 79.1%，且该比率随年龄增长呈上升趋势。

1.4.2 身体活动不足的危害

1.4.2.1 身体活动不足是心血管病的独立危险因素 与久坐不动工作方式的人群相比，从事消耗体力工作的人群罹患冠心病的可能性更低，即使发病，其发病时间亦相对较晚，病情也较轻。因此，提出了“职业性的身体活动对预防冠心病有保护作用”这一假设。

心脏病发病风险均与身体活动不足有关。Bijnen 对老年男性开展了为期 10 年的随访，在调整年龄、吸烟等变量后，以每天身体活动 15min 者为基线，身体活动增加至 1h/d 者和 3h/d 者，心血管病死亡相对危险度分别下降至 0.75 和 0.70。另一项对中老年女性的 10 年随访研究显示，在调整相关变量后，与轻度身体活动者相比，中度身体活动者脑卒中相对危险度为 0.77。CKB 研究显示，总身体活动量与心血管病死亡呈显著负相关，身体活动量最高组与最低组相比，心血管病死亡风险减少 41%，身体活动每增加 4MET-h/d（约快速步行 1h），心血管病死亡风险减少 12%。

骨骼肌对保持肌肉整体功能及延缓衰老有着显著作用，握力的减少可以间接判断肌肉减少症。握力每减少 5kg，全因死亡风险增加 16%，心脏病和脑卒中的发生风险分别增加 7% 和 9%。

与未达到指南推荐最小运动量的个体相比，达到指南推荐运动量的个体 5 年内死亡或发生心肌梗死的风险降低 28%~50%。运动量越大，风险降低越多。心肌梗死和心力衰竭（心衰）等预后中也存在类似规律。

1.4.2.2　身体活动不足是影响心血管病康复的重要因素　研究发现，运动康复能够延缓动脉粥样硬化进展，降低急性缺血性冠状动脉事件的发生率和住院率，使冠心病患者5年病死率减少21%~34%，不论康复次数多少，患者均可从中获益，其中高康复次数(25次以上)组患者病死率降低更多，且效果与心血管病预防用药(如他汀类药物或β受体阻滞剂)相当，而费用显著低于预防用药。

1.5　超重、肥胖　近几十年来，随着我国经济的快速发展和人们生活方式的改变，超重和肥胖的患病率呈快速增长趋势。超重和肥胖人群通常伴有高血压、高血脂和高血糖，是心血管病发病和死亡的重要危险因素。控制体重可减少心血管病的发病和死亡。

1.5.1　超重、肥胖现况　近年来，随着我国经济的快速发展，不同年龄、不同性别人群的超重和肥胖患病率均呈上升趋势。20岁及以上人群肥胖患病率从1991年的3.75%增至2011年的11.3%。2010—2014年男性超重和肥胖联合患病率增加了8.9%，肥胖患病率增加了2.7%。

中心型肥胖患病率同样处于较高水平，18岁及以上居民中心型肥胖患病率为25.7%；城市和农村男性中心型肥胖患病率分别为29.8%和22.3%，城市和农村女性中心型肥胖患病率分别为25.6%和25.1%。

1.5.2　超重、肥胖与心血管病风险　超重、肥胖者通常伴有高血压、高血脂和高血糖等多种危险因素，控制超重和肥胖可减少心脑血管病的发病和死亡。

1.5.2.1　高血压　超重和肥胖与高血压患病率密切相关，随着体质指数(body mass index，BMI)的增加，血压逐渐升高。与BMI<$24.0kg/m^2$者相比，超重的男性和女性患高血压的比值比(odds ratio，OR)分别为3.69和2.76，肥胖的男性和女性患高血压的*OR*分别为3.17和2.61。与正常腰围者相比，男性腰围≥85cm，女性腰围≥80cm，其患高血压的*OR*分别为3.44和3.30。

1.5.2.2　冠心病　BMI每增加一个单位，冠心病的发生风险增加3%~5%。与正常体重者相比，超重和肥胖者冠心病的发生风险分别增加了13%和39%。

与代谢因素健康的正常体重人群相比，代谢因素健康的超重和肥胖人群冠心病的发生风险分别增加了26%和28%；代谢因素不健康(血压升高、高TG、低HDL-C、高血糖和腰围增加，具有上述 3 种及以上危险因素)的正常体重、超重、肥胖人群冠心病的发生风险分别增加 1.15、1.33 和 1.54 倍。

此外,超重、肥胖患者 AMI 的发生风险大幅上升。与正常体重者相比,男性超重、一级肥胖、二级肥胖者 AMI 的发生风险分别增加了 32%、70% 和 131%,女性分别增加了 54%、55% 和 64%。与维持体重在正常水平的参与者相比,男性变为肥胖者 AMI 的发生风险增加了 67%;减重至正常水平的肥胖者 AMI 的发生风险减少了 34%。

1.5.2.3 脑卒中 BMI 每增加 $5kg/m^2$,脑卒中的发生风险增加 4%。与正常体重($20kg/m^2 \leqslant BMI<25kg/m^2$)者相比,肥胖($BMI \geqslant 30kg/m^2$)者脑卒中的发生风险增加了 14%。

1.5.2.4 其他疾病

(1)心衰:研究显示,与具有 3 种危险因素(高血压、糖尿病和肥胖)者相比,没有任何危险因素的男性和女性,心衰的发生风险分别降低了 73% 和 85%。与具有 1~3 种危险因素的人群相比,45 岁时没有危险因素(高血压、糖尿病和肥胖)的人群心衰发病平均推后了 3~15 年。

(2)房颤:BMI 与房颤发生风险呈线性关联,BMI 每增加 1 个单位,房颤发生风险增加 4.7%~13.0%。超重和肥胖者房颤的发生风险分别增加 22% 和 65%;肥胖者房颤的发生风险是正常体重者的 1.52 倍。

(3)糖尿病:腰臀比每增加 1 个标准差,血糖异常的风险增加 65.7%。超重、肥胖者 2 型糖尿病的患病率分别是正常体重者的 2 倍和 3 倍。与体重稳定者相比,体重增加者患糖尿病的风险增加了 90%~170%,而体重减轻 5kg 以上者患糖尿病的风险减少了 50% 以上。

1.6 社会心理因素 社会心理因素对心血管病的发生、发展有一定的影响。抑郁、焦虑可导致心血管事件的发生、发展,并导致冠心病患者死亡率增加。敌意或愤怒等 A 型行为也是心血管事件发生的影响因素。

1.6.1 抑郁、焦虑现况 2019 年全国精神障碍流行病学调查显示,焦虑终身患病率为 7.6%,抑郁终身患病率为 6.9%。然而,患者未就诊率较高,且至综合医院就诊的患者比例高于至精神专科医院就诊的。

抑郁和心血管病的共患情况较多。研究提示精神压力可引起显著的一过性血压升高,其发生率占原发性高血压患者的

70%，社区高血压患者抑郁发生率为 21%，冠心病患者抑郁患病率为 18%~60%。心内科门诊患者焦虑的检出率为 8.7%，高血压患者伴焦虑症状的发生率为 25%~56%。综合医院患者焦虑、抑郁心理障碍共存检出率为 27.3%。可见，于综合医院就诊的患者抑郁、焦虑的患病率远高于一般人群。

当心血管病与抑郁或焦虑同时发生时，临床医生往往倾向于仅诊断和治疗心血管病。多数共病者的抑郁容易被漏诊、误诊，综合医院中 50% 以上的抑郁患者被漏诊。

1.6.2 社会心理因素与心血管病风险

心理应激在促发心脏事件和猝死方面具有关键作用，其可降低致死性室性心律失常发生的阈值。应激、焦虑和敌意也可预测动脉硬化的发生风险。心血管病伴发的心理因素可影响患者的康复和生活质量。

1.6.2.1 应激 急性应激与白大衣高血压和急性冠状动脉事件有关，慢性应激与已患的高血压和冠心病有关。高应激水平的中老年女性脑卒中和冠心病的发生风险是低应激水平女性的 2 倍以上。大型纵向研究提示，49 978 名曾经有创伤暴露及有创伤应激障碍史的女性发生冠心病的比率增加了 60%。

急性精神压力引起的血压升高可使冠状动脉易损斑块破裂，导致心肌梗死。在冠状动脉狭窄和心肌缺血的情况下，急性精神应激时交感神经兴奋，导致室性心律失常。急性应激与应激性心肌病有关，很可能是儿茶酚胺释放增加的继发结果。

儿童期（如儿童性虐待、父母疾病、生长环境与经济状况差）和成年期（工作压力、孤独等）的慢性压力均与冠心病发生风险增加有关。婚姻压力也被证实是一种与心血管事件有关联的慢性风险因素，男性和女性的婚姻状态与心血管事件的相关性并不一致。目前，照料已成为一种越来越普遍的慢性压力，有研究证实在照料者中，脑卒中和冠心病的发生风险增加。另外，其他慢性心理压力也与暴食、吸烟、大麻依赖等不良行为相关，这些不良行为被证实是心血管事件发生的危险因素。

1.6.2.2 抑郁 抑郁可以引起心血管病，心血管病亦可导致抑郁，二者呈明显的正相关关系。一项对 1948—1964 年入学的 1 190 名男性医学生的长期追踪研究发现，在首次抑郁发作后的 10 年内心肌梗死的发生风险增加了 2.1 倍。冠心病患者(特别是心肌梗死发生后）的抑郁发生率为 14%~47%，明显高于普通人群。

抑郁患者 5- 羟色胺水平异常，引起血小板聚集功能改变，导致心率变异度降低，这些变化导致伴有抑郁的心脏病患者室性心律失常和猝死风险增加。与抑郁有关的促炎性调节因子也可促使冠心病的发生。

抑郁与心血管病发病率和死亡率的增加独立相关，特别是冠心病患者。抑郁可导致患者依从性降低，表现为不依从推荐的生活方式干预、药物依从性差以及不依从心脏功能康复训练。

1.6.2.3 焦虑 焦虑在冠心病患者中也很常见，并会对冠心病结局产生不良影响。排除其他因素后，心肌梗死后的焦虑会导致不稳定型心绞痛再入院和心肌梗死复发比率增加。一项荟萃分析发现，焦虑使心血管病死亡风险增加了 1.41 倍，冠心病发生风险增加了 1.41 倍，脑卒中发生风险增加了 1.71 倍，心衰的发生风险增加了 1.35 倍，其中恐惧性焦虑症较其他类型焦虑导致的冠心病发生风险更高。心肌梗死后的焦虑是住院并发症的强预测因子之一。有研究结果提示，严重焦虑是高血压形成的一项前瞻性强预测因子，且导致工作压力加大。

1.6.2.4 A 型行为 研究发现在 A 型行为中，对他人敌意被认为是与心脏事件增加和死亡率升高相关的因子之一，敌意较多的男性较敌意较低者更有可能死于冠心病，其风险增加了 1.6 倍。愤怒与敌对有关，似乎是心脏缺血发生的一项独特的潜在触发因素。愤怒发生 2h 后 AMI 的发生率增加了 2.3 倍，一项荟萃分析结果提示，多种心血管事件均在愤怒之后出现。

1.6.3 心血管药物引发的抑郁症状

常用于治疗高血压和其他心血管病的药物，可伴发抑郁症状，或与抗抑郁药物联合使用时产生不良的相互作用。

研究显示在普伐他汀和考来烯胺使用期间患者可出现抑郁症状。使用地高辛时，抑郁心境、乏力、激越、失眠和梦魇也经常被患者描述。利多卡因和奎尼丁常引起焦虑和激越。

1.7 血脂异常

血脂异常是动脉粥样硬化性心血管病（arteriosclerotic cardiovascular disease，ASCVD）的“致病性”危险因素，我国人群血脂异常的患病率呈上升态势，而治疗率和达标率均较低。

1.7.1 血脂异常的分类与合适水平

主要血脂参数包括总胆固醇（total cholesterol，TC）、低密度脂蛋白胆固醇（low density lipoprotein-cholesterol，LDL-C）、HDL-C、非 HDL-C（由 TC 减去 HDL-C 计算得出）、TG。我国 ASCVD 一级预防人群的血脂理想水平、合适水平与异常切点见表 1。

表 1 中国人群血脂理想水平、合适水平和异常分层标准[mmol/L(mg/dl)]

	TC	LDL-C	HDL-C	非 HDL-C	TG
理想水平		<2.6(100)		<3.4(130)	
合适水平	<5.2(200)	<3.4(130)		<4.1(160)	<1.7(150)
边缘升高	≥ 5.2(200)且 <6.2(240)	≥ 3.4(130)且 <4.1(160)		≥ 4.1(160)且 <4.9(190)	≥ 1.7(150)且 <2.3(200)
升高	≥ 6.2(240)	≥ 4.1(160)		≥ 4.9(190)	≥ 2.3(200)
降低			<1.0(40)		

注:该表各切点适用于 ASCVD 一级预防人群;ASCVD:动脉粥样硬化性心血管病;TC:总胆固醇;LDL-C:低密度脂蛋白胆固醇;HDL-C:高密度脂蛋白胆固醇;TG:甘油三酯。

1.7.2 血脂异常现况 近年来我国人群血脂水平呈现明显上升趋势,尤其是胆固醇水平。2012 年全国营养与慢性病调查数据显示,较之于 2002 年,城市地区人群 TC 平均水平已升至 4.58mmol/L、农村地区升至 4.41mmol/L。2013—2014 年 18 岁以上成人调查结果显示,城市地区人群 LDL-C 平均水平为 2.93mmol/L、农村地区人群为 2.84mmol/L;而且,各类型血脂异常患病率均明显升高,特别是高胆固醇血症和低 HDL-C 血症,且城乡差异逐渐缩小。城市和农村地区人群 LDL-C 水平边缘升高的发生率分别为 19.3% 和 17.3%、男性和女性分别为 19.1% 和 17.1%;城市和农村地区人群 TG 水平边缘升高的发生率分别为 12.6% 和 11.4%、男性和女性分别为 12.7% 和 11.2%。可见,我国当前无论城乡、男女的血脂异常前期人群均大为增多,提示 ASCVD 潜在危险人群基数庞大,迫切需要血脂异常的早期预防、及时干预和长期管理。

1.7.3 血脂异常与心血管病风险 TC 水平与冠心病发病和死亡呈独立的、连续的、显著的正相关关系,若伴随高血压等其他心血管病危险因素,则冠心病风险显著升高;血浆 LDL-C 水平升高与非致死性心肌梗死或冠心病死亡风险呈显著正相关。孟德尔遗传学研究发现,携带高胆固醇血症致病基因型的个体，即使不存在其他危险因素，其冠心病发生风险也显著升高，再次表明了胆固醇是 ASCVD 独立的危险因素。

我国 2017 年数据显示，LDL-C 水平升高是心血管病死亡的第三大危险因素，其对冠心病的死亡归因占比仅次于高血压和高钠饮食。我国大型队列研究 20 年随访结果显示，LDL-C 水平与 ASCVD 风险呈显著正相关，LDL-C 水平越低，未来 20 年 ASCVD 风险越低，反之则越高；但 LDL-C<1.8mmol/L 是出血性脑卒中的独立预测因素，低 LDL-C 水平和未控制的高血压在出血性脑卒中风险方面存在交互作用。另一项更大规模的研究纳入 6 个我国队列（n=267 500），随访时间为 6~19 年，结果显示 TC、LDL-C、TG 水平均与缺血性脑卒中发生风险呈显著正相关，但 TC<4.14mmol/L 时出血性脑卒中发生风险增加，而 HDL-C<1.3mmol/L 时缺血性脑卒中和出血性脑卒中发生风险均明显增加。

与 LDL-C 不同的是，虽有充分的流行病学数据证实 HDL-C 与冠心病发生风险呈负相关，TG 水平升高与胰腺炎、心肌梗死、冠心病死亡风险均呈正相关，但在 LDL-C 已充分控制的基础上，升高 HDL-C 水平或降低 TG 水平对心血管的进一步获益未获得一致阳性结果。因此，HDL-C、TG 不作为药物干预靶点。

1.8 糖尿病 2 型糖尿病是 ASCVD 的主要危险因素之一，而 ASCVD 是 2 型糖尿病患者致死和致残的主要原因。加强对糖尿病患者心血管病相关风险的管理有非常重要的意义。

1.8.1 糖尿病定义分型 目前，我国使用的糖尿病诊断标准为 WHO（1999 年）标准（表 2）。

表 2 糖尿病和糖尿病前期诊断标准

项目	糖尿病	糖尿病前期
空腹血糖	≥ 7.0mmol/L	6.1~<7.0mmol/L
餐后 2h 血糖	≥ 11.1mmol/L	7.8~<11.1mmol/L
有典型糖尿病症状者的随机血糖	≥ 11.1mmol/L	NA

注：NA：无推荐值。

我国目前采用 WHO（1999 年）的糖尿病病因学分型体系，将糖尿病分为 4 大类，即 1 型糖尿病、2 型糖尿病、特殊类型糖尿病和妊娠糖尿病，其中 2 型糖尿病是临床最常见类型。

1.8.2 糖尿病现况 近年来由于我国居民生活方式改变及人口老龄化加剧，成人糖尿病患病率呈快速上升趋势。2010 年流行病学调查显示，我国 18 岁以上成人糖尿病患病率为 9.7%。2013 年流行病学调查显示，我国 18 岁以上成人糖尿病患病率为 10.4%，且发病年轻化，农村人群糖尿病患病率增长迅速。我国目前约有糖尿病患者 1.14 亿，糖尿病患病总人数居全球第一。

在全国三甲医院心血管病住院患者中，约 80% 存在不同程度的糖代谢异常，其中糖尿病患者占 52.9%，糖尿病前期患者占 26.4%。研究显示，72% 的 2 型糖尿病患者同时合并高血压、血脂异常，分别有 47.7%、28.4% 和 36.1% 的患者血糖［糖化血红蛋白（glycated hemoglobin A_{1c}，HbA_{1c}）<7%］、血压（<130/80mmHg）和血脂（TC<4.5mmol/L）水平控制达标，仅有 5.6% 的 2 型糖尿病患者血糖、血压、血脂均达标。

1.8.3 糖尿病与心血管病风险 糖尿病与 ASCVD 关系密切。排除其他危险因素，糖尿病患者心血管病不良结局（心血管病死亡、冠心病、缺血性脑卒中）发生风险增加 2 倍。即使没有糖尿病病史，随着空腹血糖水平的升高，与空腹血糖 5.00~5.50mmol/L 相比，空腹血糖 5.60~6.09mmol/L、6.10~6.99mmol/L 人群冠心病发生风险分别增加 1.11 倍、1.17 倍。

与单纯糖尿病患者相比，同时伴有高血压和 / 或血脂异常的糖尿病患者心血管病的发生风险增加 6 倍。心衰患者中约 1/3 有糖尿病病史，合并糖尿病的心衰患者治疗效果和预后较差。此外，血糖控制与心衰发生风险相关，HbA_{1c} 水平每升高 1%，心衰发生风险可增加 8%。

1.9 高血压 我国高血压患者群庞大，历年的调查均提示高血压患病率处于上升态势。高血压是我国心血管病的主要危险因素，控制高血压的相关影响因素是防治高血压乃至心血管病的重要所在。

1.9.1 高血压现况 调查数据显示，2012—2015 年我国 18 岁及以上居民高血压患病粗率为 27.9%（标化率为 23.2%），与 1958—2012 年的前 5 次全国范围内的高血压抽样调查相比，虽然各次调查总人数、年龄和诊断标准不完全一致，但患病率总体呈升高趋势。

2015 年调查显示，我国 18 岁以上人群高血压的知晓率、治疗率和控制率分别为 51.5%、46.1% 和 16.9%，较 1991 年和 2002 年均明显增高，但与发达国家和地区相比较，我国的“三率”水平仍然很低。

高血压危险因素包括遗传因素、年龄以及不良生活方式等。

（1）高钠、低钾膳食：现况调查发现，2012 年我国 18 岁及以上居民的平均烹调盐摄入量为 10.5g，虽低于 1992 年的 12.9g 和 2002 年的 12.0g，但依旧高于推荐的盐摄入量水平，且中国人群普遍对钠敏感。

（2）超重和肥胖：随着 BMI 的增加，超重者和肥胖者的高血压发病风险是正常体重者的 1.16~1.28 倍。超重和肥胖与高血压患病率关联最为显著，尤其是内脏型肥胖与高血压的关系更为密切。

（3）饮酒：我国 18 岁以上居民饮酒者有害饮酒率为 9.3%，限制饮酒与血压下降显著相关，酒精摄入量平均减少 67%，SBP 下降 3.31mmHg，DBP 下降 2.04mmHg。

（4）精神紧张：精神紧张可激活交感神经从而升高血压，此类人群高血压的发生风险是正常人群的 1.18 倍。

除了以上危险因素外，高血压其他危险因素还包括年龄、高血压家族史、缺乏体力活动，以及糖尿病、血脂异常等。近年来大气污染与血压的关联性也受到关注。

1.9.2 高血压与心血管病风险 血压水平与心脑血管病发病和死亡风险存在密切的因果关系。SBP 每升高 20mmHg 或 DBP 每升高 10mmHg，心脑血管病发生风险倍增。

血压水平与心衰的发生也存在因果关系。高血压主要导致射血分数保留的心衰（heart failure with preserved ejection fractions，HFpEF）；如果合并冠心病心肌梗死，也可发生射血分数降低的心衰（heart failure with reduced ejection fractions，HFrEF）。

高血压是房颤发生的重要原因。高血压 - 房颤 - 脑栓塞构成一条重要的易被忽视的事件链。

长期临床队列随访发现，随着诊室血压水平升高，终末期肾病的发生率也明显增加。

诊室外血压监测研究也证实了动态血压或家庭血压监测与心、脑、肾并发症的发生存在相关性。24h 动态血压水平、夜间血压水平和清晨血压水平与心脑血管病发生风险的关联更密切、更显著。近年研究显示，反映血压水平波动程度的长时血压变异也可能与心血管病发生风险相关。

在我国高血压人群中，脑卒中/心肌梗死的发病比值为(5~8)∶1，而西方人群为1∶1。因此，脑卒中仍是我国高血压人群最主要的心血管病。

2 心血管病风险评估

心血管病风险评估可以分辨心血管病高危人群，以便对处于不同危险等级的人群进行不同强度的干预。建议所有患者在开始治疗前，依据心血管病危险因素水平高低和数目对未来10年心血管病发生风险进行评估和危险分层，确定心血管病一级和二级预防措施。

2.1 生理指标的采集及测量 心血管病风险评估需要采集的生理指标包括：血压、静息心率、BMI和腰围。

2.1.1 血压

(1) 血压测量：要求测量环境有适当的空间，温度适宜，环境安静，无噪声。受试者测量血压前30min内不饮用咖啡或酒，不吸烟，保持情绪平稳，安静休息至少5min后开始测量坐位上臂血压，上臂应置于心脏水平。

(2) 血压测量仪器：推荐使用经过国际标准（欧洲高血压学会、英国高血压学会或美国医疗器械学会）验证合格的上臂式动态血压计和电子血压计。

(3) 血压测量值：诊室血压至少测量2次，间隔1~2min，取平均值作为受试者的血压。如果SBP或DBP的2次读数相差5mmHg以上，应再次测量，取3次读数的平均值。

(4) 高血压诊断标准：在未使用降压药物的情况下，非同日3次测量诊室血压，SBP ≥ 140mmHg和/或DBP ≥ 90mmHg可诊断为高血压。

2.1.2 静息心率 可以通过触诊脉搏、心脏听诊计数心率、电子血压计、动态心率监测获得。至少测量2次心率并取平均值。触诊脉搏测量心率时，时间不应短于30s。测量静息心率前应避免运动、吸烟、饮酒及饮用咖啡，至少休息5min，避免噪声和交谈。

2.1.3 人体测量学指标 BMI、腰围作为危险因素用于心血管病风险评估。

(1) BMI：BMI是体重与身高平方的比值，计算公式为：BMI=体重(kg)/身高^2(m^2)，BMI<18.5kg/m^2为体重过低；18.5kg/m^2 ≤ BMI<24.0kg/m^2为体重正常；24.0kg/m^2 ≤ BMI<28.0kg/m^2为超重；BMI ≥ 28.0kg/m^2为肥胖。

(2) 腰围：男性腰围≥ 90cm，女性男性≥ 85cm定义为中心型肥胖。

2.2 临床指标的采集和测量

2.2.1 病史信息 病史信息包括家族史、既往心血管病相关病史和行为习惯。

(1) 家族史：高血压和糖尿病家族史，一级亲属发生高血压或糖尿病；早发心血管病家族史，男性一级直系亲属在55岁或女性一级直系亲属在65岁前患缺血性心血管病。

(2) 心血管病相关既往病史：既往明确诊断的缺血性脑卒中、短暂性脑缺血发作(transient ischemic attack，TIA)、冠心病(心肌梗死、不稳定型心绞痛、稳定型心绞痛、缺血性心肌病)、外周动脉粥样硬化性疾病、高血压、糖尿病、慢性肾脏病(chronic kidney disease，CKD)、房颤等。

(3) 行为习惯：包括吸烟或被动吸烟、身体活动、饮酒及膳食摄入、睡眠质量。

2.2.2 实验室检查指标 实验室检查指标包括血脂、血糖、同型半胱氨酸、尿酸、血肌酐、尿微量白蛋白/肌酐比值、尿蛋白定量。

2.3 靶器官受累的指标采集和测量

2.3.1 无症状靶器官损害

(1) 左心室肥厚：左心室肥厚是心血管事件的独立危险因素，常用的检查方法包括心电图和超声心动图。

(2) 肾脏损害：肾小球滤过率(glomerular filtration rate，GFR)中度下降[估算肾小球滤过率(estimated glomerular filtration rate，eGFR)30~59ml/(min·1.73m^2)]；或血肌酐水平轻度升高[男性115~133μmol/L(1.3~1.5mg/dl)，女性107~124μmol/L(1.2~1.4mg/dl)]；或尿白蛋白排出量增加[微量白蛋白尿30~300mg/24h或尿白蛋白/肌酐比值≥ 30mg/g(3.5mg/mmol)]。

(3) 血管结构与功能受损：评估血管受累的指标包括颈动脉内膜中层厚度(intima-media thickness，IMT)、颈动脉斑块、脉搏波传导速度(pulse wave velocity，PWV)和踝臂指数(ankle

brachial index，ABI）。IMT 为主要评价指标，PWV 和 ABI 为选择使用指标。

正常 IMT 应 <1.0mm，1.0~1.2mm 为内膜增厚，>1.2~1.4mm 为斑块形成，>1.4mm 为颈动脉狭窄。颈 - 股动脉 PWV≥12m/s 为异常。ABI≤0.9 可考虑作为诊断下肢动脉狭窄的阈值。

2.3.2 临床合并症 临床合并症包括明确诊断的缺血性脑血管疾病、TIA、冠心病、CKD、外周动脉粥样硬化性疾病、视网膜病变等。

（1）缺血性脑血管疾病：缺血性脑血管疾病主要包括缺血性脑卒中和 TIA。诊断主要依据典型的症状和头颅计算机断层成像（computed tomography，CT）、磁共振成像（magnetic resonance imaging，MRI）等影像学检查。

（2）冠心病：冠心病包括急性冠脉综合征（acute coronary syndrome，ACS）（心肌梗死和不稳定型心绞痛）和慢性冠脉综合征（chronic coronary syndrome，CCS）（稳定型心绞痛、缺血性心肌病）。

（3）严重肾脏损伤：GFR 严重下降[eGFR<30ml/(min·1.73m^2)]；或血肌酐水平升高[男性≥133μmol/L（1.5mg/dl），女性≥124μmol/L（1.4mg/dl）]；或尿白蛋白≥300mg/24h。

（4）外周动脉粥样硬化性疾病：除心脑血管以外的动脉，因为粥样硬化斑块及血栓造成的狭窄或闭塞。可通过动脉造影和多普勒超声检查明确管腔狭窄、病变部位和范围以及血流情况。

（5）视网膜病变：视网膜病变包括眼底出血、渗出或视盘水肿，可反映小血管病变情况。通常采用检眼镜检查，基层医生方便掌握。建议高血压或糖尿病患者进行眼底检查。

2.4 动脉粥样硬化性心血管病风险评估 依据大型人群队列研究建立的 10 年 ASCVD 风险预测模型计算多种危险因素不同水平组合情况下的平均发病风险。平均风险 <5% 为低危，5%~9% 为中危，≥10% 为高危。

ASCVD 风险评估指标包括：①高血压；②男性≥ 45 岁或女性≥ 55 岁；③吸烟；④糖尿病；⑤血脂异常；⑥中心型肥胖（腰围：男性≥ 90cm，女性≥85cm）或肥胖（BMI≥28.0kg/m^2）。同时考虑了已存在的临床并发症和靶器官损害。

2.4.1 ASCVD 风险评估流程 在进行个体心血管病风险评估时，按图 1 步骤进行，逐一确定危险分层。

具有以下条件者，不需要进行细致的评估，直接定义为极高危和高危人群，

极高危：具有明确诊断的ASCVD，包括ACS、稳定性冠心病、血运重建术后、缺血性心肌病、缺血性脑卒中、TIA、外周动脉粥样硬化、CKD4期等，直接列为极高危人群

高危：符合下列条件之一，列为高危人群，①糖尿病患者（年龄≥40岁）；②LDL-C≥4.9mmol/L或TC≥7.2mmolL；③SBP ≥180mmHg或DBP ≥110mmHg；④高血压伴靶器官损害或CKD分期≥3期；⑤重度吸烟（吸烟≥30支/d）

↓ 不符合上述条件者根据下表评估10年ASCVD发病风险

危险因素的个数		血清胆固醇水平			
		TC＜3.1mmol/L 或LDL-C ＜1.8mmol/L	3.1mmol/L ≤TC＜4.1mmol/L或1.8mmol/L≤LDL-C ＜2.6mmol/L	4.1mmol/L ≤TC＜5.2mmol/L或2.6mmol/L≤LDL-C ＜3.4mmol/L	5.2mmol/L ≤TC＜7.2mmol/L或3.4mmol/L≤LDL-C ＜4.9mmol/L
无高血压	0~1个	低危（＜5%）	低危（＜5%）	低危（＜5%）	低危（＜5%）
	2个	低危（＜5%）	低危（＜5%）	低危（＜5%）	中危（5%~9%）
	3个	低危（＜5%）	低危（＜5%）	中危（5%~9%）	中危（5%~9%）
有高血压	0个	低危（＜5%）	低危（＜5%）	低危（＜5%）	低危（＜5%）
	1个	低危（＜5%）	低危（＜5%）	中危（5%~9%）	中危（5%~9%）
	2个	中危（5%~9%）	中危（5%~9%）	高危（≥10%）	高危（≥10%）
	3个	高危（≥10%）	高危（≥10%）	高危（≥10%）	高危（≥10%）

↓ 年龄＜55岁，10年ASCVD发病风险为中危，评估余生风险

此类人群具有以下任意2项及以上危险因素者，定义为ASCVD高危人群：①SBP≥160mmHg或DBP≥ 100mmHg；②非HDL-C ≥ 5.2mmol/L；③HDL-C＜1.0mmol/L；④BMI≥28.0kg/m²；⑤吸烟

图 1　ASCVD 发病风险评估流程

注：ASCVD：动脉粥样硬化性心血管病；ACS：急性冠脉综合征；TIA：短暂性脑缺血发作；CKD：慢性肾脏病；LDL-C：低密度脂蛋白胆固醇；TC：总胆固醇；SBP：收缩压；DBP：舒张压；HDL-C：高密度脂蛋白胆固醇；BMI：体质指数。

2.4.2 ASCVD风险评估建议　建议就诊人群进行ASCVD风险评估，用于指导心血管病一级预防。

（1）对于10年ASCVD风险达到高危或单个心血管病危险因素达到治疗起始值的个体，推荐进行经常性10年ASCVD风险评估，每年评估1次，并与医生沟通，采取相应的临床治疗（Ⅰ,C）。

（2）对于≥35岁存在心血管病危险因素的个体（如：高血压、糖尿病、血脂异常、超重或肥胖、吸烟等），推荐每1~2年进行1次10年ASCVD风险评估（Ⅰ,C）。

（3）对于≥35岁不存在心血管病危险因素的个体，应密切关注自身健康状况，每2~3年进行1次10年ASCVD风险评估（Ⅱa,C）。

（4）对于20~34岁个体，应关注自身的心血管病危险因素，考虑每3~5年进行1次10年ASCVD风险评估（Ⅱa,C）。

3 危险因素干预

3.1 行为干预

3.1.1 行为干预的益处

● 行为干预是所有心血管病预防和治疗不可或缺的重要组成部分。

● 无论健康人、心血管病高危人群，还是已确诊的心血管病患者，采取健康的生活方式都是有益的。

● 行为干预对降低血压（Ⅱa，A）、控制血糖（Ⅱa，A）、调节血脂（Ⅰa，A）及控制其他危险因素，改善临床状况，进而降低心血管病发生风险的作用都是肯定的。

● 对于已确诊的心血管病患者，应尽早启动并持续进行行为干预，改变影响身体和心理健康的不良行为习惯。

● 通过接受行为干预者对其家人和周边人群产生影响，可使人群心血管病预防达到事半功倍的效果。

3.1.2 行为干预的原则

● 行为干预的内容主要包括合理膳食、限制钠盐摄入、控制体重、戒烟、限制饮酒、增加身体活动、减轻精神压力、保持心理平衡等。

● 为提高综合效果和避免重复交叉施策，建议将医疗资源与健康教育、身体活动促进、压力管理和心理咨询等多种措施结合起来进行干预。

● 在涉及心理、营养、心脏康复、运动医学等领域的专业知识和技能时，必要时可咨询相关专业人员。

● 开始行为干预前，应先通过询问和必要的检查，全面了解并评估患者目前的身体、心理状况及与心血管病相关的生活方式，而后制订个性化的生活方式干预方案。

3.1.3 行为干预的流程 在对患者进行行为干预时，可遵循以下步骤（Ⅰa，A）：①讲解健康行为（生活方式）包括哪些内容。②充分肯定患者目前的健康行为和生活方式,并鼓励其继续保持。③指出患者目前行为和生活方式中存在的问题,告知其这些问题会导致的后果,以及纠正这些问题、采纳健康生活方式可以带来的益处,激发患者改变不良生活方式的动力。④与患者共同制订需要改变的行为和生活方式的最终目标。⑤根据最终目标,依据循序渐进的原则,与患者商定或为患者制订近期行为和生活方式改变的目标。⑥讲解达成近期目标的具体方法、技巧及注意事项。⑦从第二次进行行为和生活方式干预起,需询问患者上一次制订的目标是否实现。如实现可制订下一个小目标,也可维持一段时间以巩固效果;如未达成目标,应询问原因并重新与患者商讨解决方案。

3.1.4 行为干预的措施

3.1.4.1 阶段目标 除戒烟外,其他行为的改变均可采用设定阶段目标的方式逐步改变并达到最终目标。

以限制盐摄入量为例,假设患者干预前每日钠盐摄入量为20g,最终目标为6g/d,可建议患者逐步减少盐摄入量,与患者商定逐步减少的盐量,例如近一个访视期内(依各种慢性心血管病防治指南的随访频率要求,可能为1~3个月),将盐摄入量降至15g/d;待达到目标且患者能适应新口味后,再制订下一个阶段目标,例如12g/d,以此类推逐步达到6g/d的最终目标。

3.1.4.2 优先原则 患者有多种不健康行为需要改变时,要考虑其接受程度。做不到同时改变时,也可以从只改变其中的一部分不健康行为开始。对具有不同水平的危险因素及患有不同疾病的心血管病患者,不良行为改变的侧重点和要求的程度也不同,应有针对性:糖尿病患者需要优先进行更为严格的饮食控制;血脂异常患者需要更严格地控制饱和脂肪酸和膳食胆固醇的摄入;超重、肥胖患者需要减重,而体重正常的患者需要在保持正常体重情况下采取措施等。

3.1.5 随访管理

持续深入的行为干预会带来更好的长期效果和预后(Ⅰa,A)。对患者的行为干预是一项长期持续的治疗。需要不断关注患者改变的情况,包括是否改变、程度、困难、经验,及时给予鼓励、支持和帮助解答疑问。

3.1.6 行为干预注意事项

- 需要与患者进行充分沟通,并且在沟通过程中使用患者能够理解和接受的语言和表达方式。使患者听懂和理解所沟通的内容是健康教育最基本的要求。

● 患者能接受新观念需要一个过程，需要持续进行健康教育。

● 行为干预也需要结合患者自身的病情，制订适合其当前状况的行为改变方案，并适时调整。

● 在行为干预过程中，要注意可能阻碍患者做出行为改变的社会心理因素，例如压力、孤独和负面情绪等，尽可能通过咨询解决这些阻碍。

3.2 吸烟干预

3.2.1 戒烟的益处

● 戒烟 2 个月后，戒烟者的血压和心率开始下降。

● 戒烟 1 年时，冠心病发病风险降低 50%。

● 戒烟 1 年后脑卒中再发风险降低 20%，5 年后降至与不吸烟者相同。

● 戒烟使冠状动脉介入治疗后心血管死亡相对风险降低 44%，冠状动脉旁路移植术后心血管死亡相对风险降低 75%。

● 戒烟使间歇性跛行静息痛发生率降低 16%。

● 戒烟是挽救生命最经济有效的干预措施，每挽救一个生命年的费用为 2 000~6 000 美元，相当于降压费用的 1/5，降脂费用的 1/25。

3.2.2 戒烟的原则 持续掌握和记录烟草使用状况，积极治疗每位吸烟者；鼓励每一位有戒烟意愿的吸烟者都接受医学咨询和指南建议的药物治疗；对尚无戒烟意愿者，采用有效的激励性治疗方法增加尝试戒烟的可能性；药物治疗和医学咨询相结合的疗效优于任意一个。

3.2.3 戒烟流程 简短戒烟流程见图 2。

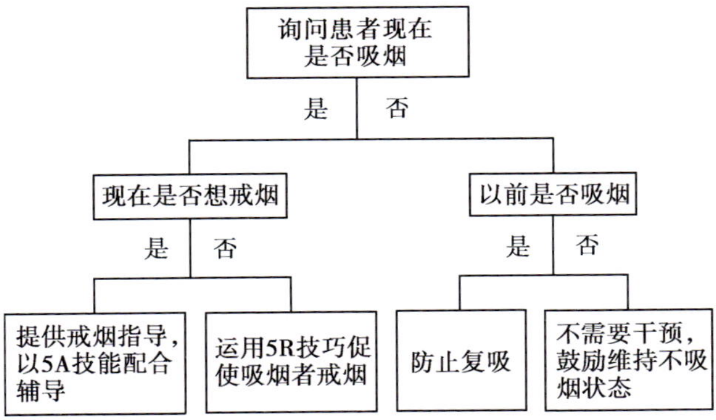

图 2 简短戒烟流程

3.2.4 戒烟的措施

3.2.4.1 判断戒烟意愿 戒烟过程中，吸烟者通常会经历5个不同的阶段：尚未准备戒烟期、戒烟思考期、戒烟准备期、戒烟行动期、戒断维持期。部分吸烟者在戒烟后会复吸。判断吸烟者处于哪一阶段，便于针对性指导（图3）。

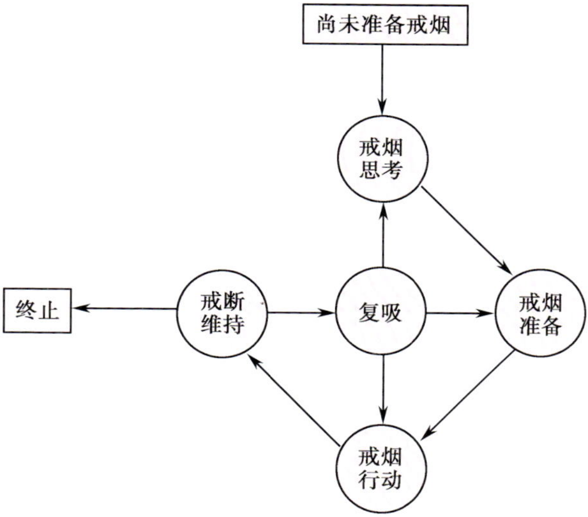

图3 行为改变期的几个阶段

3.2.4.2 医学咨询 是戒烟服务最重要的手段。医护人员在与患者接触时为其提供3~5min的戒烟建议和帮助，可通过戒烟热线（12320）为戒烟者提供帮助。

3.2.4.3 5A技能 可直接、快捷地确认有意戒烟的吸烟者，并确认如何采取较好的途径帮助他们成功戒烟（图4）。

（1）询问（ask）：每一次到访时询问烟草的使用情况，保证每次就诊的烟草使用情况记录在病历中，了解患者的健康状况（图5）。

（2）建议（advice）：建议所有的吸烟者戒烟，要使用清晰、强烈和个性化的语言。

（3）评估（assess）：评估戒烟意愿。如果愿意戒烟，则提供戒烟的强化干预；如果目前不想戒烟，则提供动机干预，增加以后戒烟的可能性（图6）。

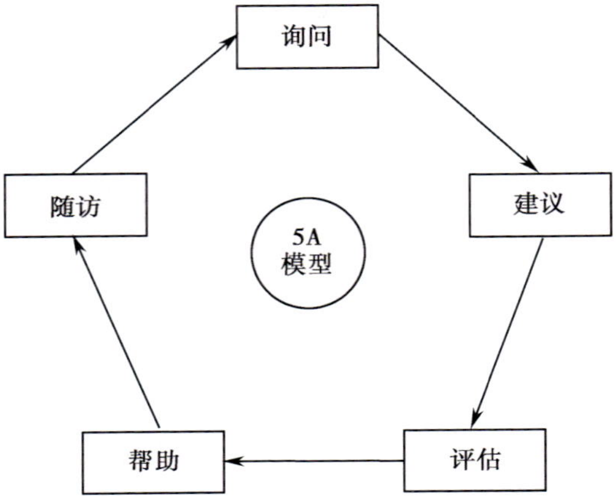

图 4　5A 技能

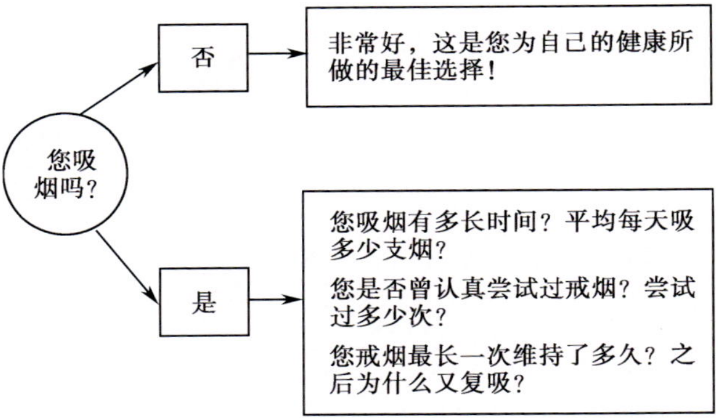

图 5　询问推荐步骤

(4) 帮助(assist)：帮助吸烟者制订戒烟计划，帮助解决常见问题。确定一个 2 周内的戒烟开始日；嘱戒烟者通知家人、朋友和同事，获得他们的支持；预期可能的挑战，尤其是戒烟开始的几周，包括处理尼古丁戒断综合征；去除生活环境中与烟草有关的物品；回顾以往的戒烟经历；找出戒烟成功的原因和戒烟的益处。推荐使用戒烟药物，提供社会支持和辅助材料(图 7)。

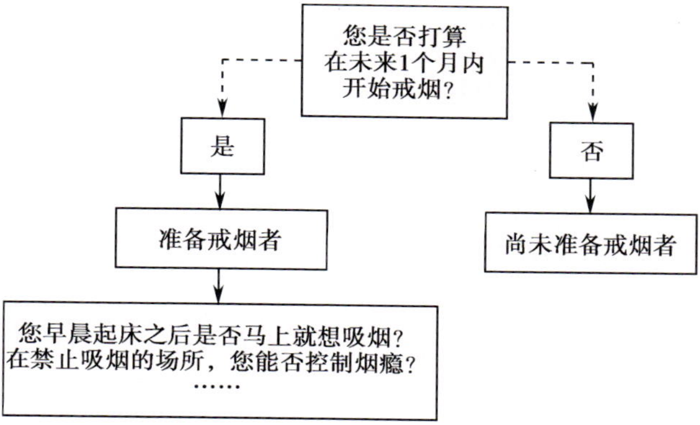

图6 评估步骤

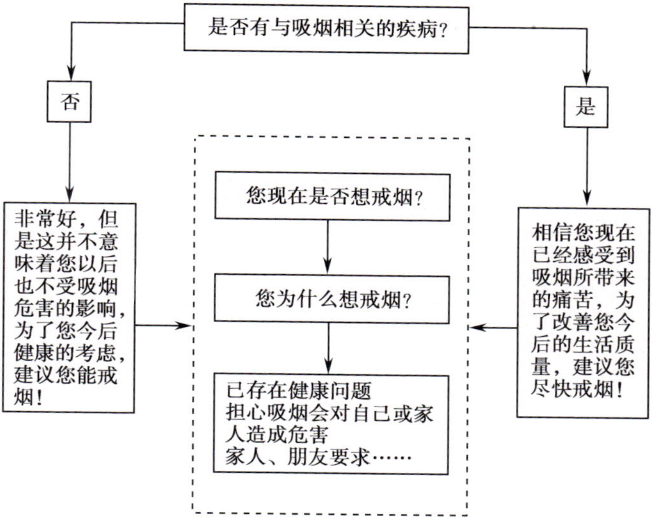

图7 帮助步骤

(5) 随访(arrange):在开始戒烟后安排随访。回顾戒烟进展。如果出现复吸,则鼓励患者重复戒烟尝试;分析导致复吸的原因,并以此作为学习经验,回顾使用的戒烟药物和出现的问题(图8)。

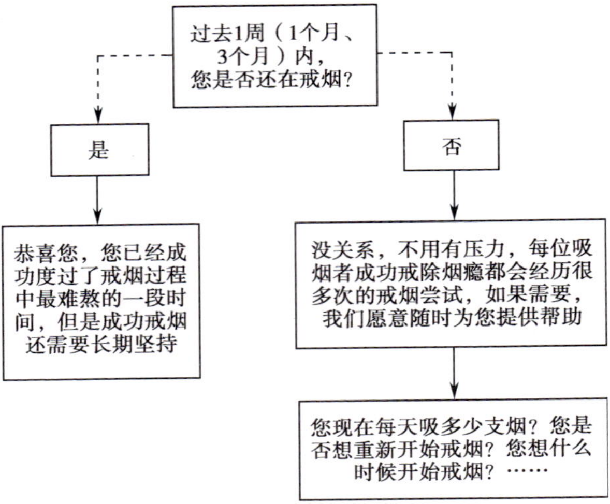

图 8　随访步骤

3.2.4.4　5R 干预技术　对于目前还不想戒烟的吸烟者，建议采取 5R 措施，来动员其增强戒烟动机，促使戒烟。

(1) 相关（relevance）：帮助吸烟者懂得戒烟是与个人密切相关的事。

(2) 风险（risk）：让吸烟者知道吸烟可能对健康的危害及对他人的影响。

(3) 益处（rewards）：让吸烟者认识戒烟的潜在益处，并说明和强调与吸烟者最可能相关的益处。

(4) 障碍（roadblock）：应告知吸烟者在戒烟过程中可能遇到的障碍和挫折，并告知其如何处理。

(5) 重复（repetition）：对每一个不愿意戒烟者，都重复以上的干预。刚戒烟者复吸可能性很大。防止复吸是戒烟过程中非常重要的环节。

3.2.4.5　戒烟药物　WHO 推荐的一线戒烟药物包括尼古丁替代治疗相关制剂、安非他酮和伐尼克兰。除存在禁忌证或缺乏充分证据的人群（如妊娠女性、无烟烟草使用者、轻度吸烟者、青少年）以外，临床医生应鼓励所有尝试戒烟的患者使用这些药物。

(1) 尼古丁替代治疗：①尼古丁咀嚼胶 2mg，无效者用 4mg。大部分吸烟者每天需用 8~12 片，最大剂量不超过 24 片。1 个疗程至少需要3个月,然后逐渐减量。当每天只需1~2片时,可结束治疗。不主张使用超过1年。②尼古丁贴片,在戒烟开始的12周内,每天使用1片15mg/16h;在随后的2周内,每天使用1片10mg/16h;在最后的2周内,每天使用1片5mg/16h。

不良反应:因给药途径不同可引起皮肤过敏、口腔、咽、鼻、喉不适及恶心等症状。

注意事项:尼古丁咀嚼胶和舌下含片必须在餐后或饮用酸性饮料15min后使用。

禁忌证:不稳定型或恶化型心绞痛、AMI、严重心律失常者禁用。有严重心血管病的患者(如闭塞性外周血管疾病、脑血管疾病、稳定型心绞痛和失代偿性心衰)、血管痉挛、未能控制的高血压、中重度肝脏疾病、严重肾脏疾病、十二指肠和胃溃疡患者慎用。

(2)安非他酮:在戒烟日前1周开始服用。第1周前3天每日1次,每次150mg;后4天,剂量不变但改为每日2次,2次服药间隔不少于8h,晚上忌用。从第2周至治疗结束再恢复前3天的用法。7~12周为1个治疗期。

不良反应:困倦和口干,也有湿疹及其他过敏反应引起的瘙痒、荨麻疹、血管神经性水肿等。

注意事项:服药期间不能与氟西汀、金刚烷胺等同时使用。肝肾功能损害患者慎用。

禁忌证:癫痫发作患者;使用其他含有安非他酮成分药物的患者;现在或既往诊断为贪食症或厌食症的患者;突然戒酒或停用镇静剂的患者。不能与单胺氧化酶抑制剂联用,两药服用间隔至少应为14d。

(3)伐尼克兰:在戒烟前1~2周开始服用本品,疗程为12周。第1~3天,0.5mg,每日1次(白色片);第4~7天,0.5mg,每日2次(白色片);第8天至治疗结束:1mg,每日2次(淡蓝色片)。对于经12周治疗戒烟成功的患者,可考虑续加1个12周的疗程,剂量为每日2次,每次1mg。

不良反应:恶心是伐尼克兰最常见的不良反应,此外还有睡眠障碍、便秘、胀气、呕吐等。

注意事项:肝功能不全患者不需调整剂量。重度肾功能不全患者减量使用。该药仅10%经肝细胞色素P450(cytochrome P450,CYP)代谢,很少发生药物间相互作用。有报道出现严重精神神经症状、自杀、血管神经性水肿、超敏反应、严重皮肤反应。当观察到患者出现上述症状或表现时，立即停止服用本药，同时给予相应治疗。

禁忌证：对本品活性成分或任何辅料成分过敏者禁用。应用伐尼克兰后某些心血管不良事件的发生率高于安慰剂，应慎重对待。伐尼克兰导致心血管不良事件的频率较低，而戒烟的获益更大，建议使用伐尼克兰作为一线戒烟药物，治疗过程中注意监测患者的不良反应。

3.2.5 随访和复吸处理 我国 ACS 患者 6 个月戒烟率为 64.6%，复吸率为 35.4%。复吸的主要原因是吸烟的欲望（占 90.32%），其他原因占 9.68%。尼古丁依赖评分 4 分以上是预测患者复吸的独立危险因素。对吸烟的心血管病患者出院后给予至少 1 个月的随访监督。使用戒烟药物可提高戒烟成功率。

3.3 饮酒干预

3.3.1 戒酒的益处

- 降低心血管病发病风险。
- 降低 SBP、DBP。
- 降低 2 型糖尿病发生风险，减轻胰岛素抵抗和高胰岛素血症，改善糖耐量和其他心血管病危险因素。

3.3.2 戒酒的原则

- 目前认为最安全的饮酒量为零，强烈建议心血管病患者滴酒不沾。
- 如出于社交等非健康原因不得不饮酒，每人每日最高饮酒量：成年男性不超过 25g，成年女性不超过 15g。
- 针对饮酒量和饮酒频率不同的患者，应采取不同程度和内容的干预手段。
- 了解饮酒与个人和环境的多种相关因素，有针对性地干预，对症下药。

3.3.3 戒酒干预的流程 对饮酒者进行干预，包括评估、反馈、建议、帮助、随访等步骤，关键步骤是反馈和建议（图 9）。

首先评估酒精使用情况，而后根据评估结果实施个体化的饮酒健康教育、提供建议和咨询等干预措施，以减少危险和有害饮酒。干预无效者应考虑转诊至专业酒精或药物依赖治疗机构。

3.3.4 戒酒干预的措施

3.3.4.1 酒精使用情况评估 酒精使用情况评估可以识别出低（高）风险饮酒、有害饮酒或酒精依赖者，为制订干预方案提供依据。

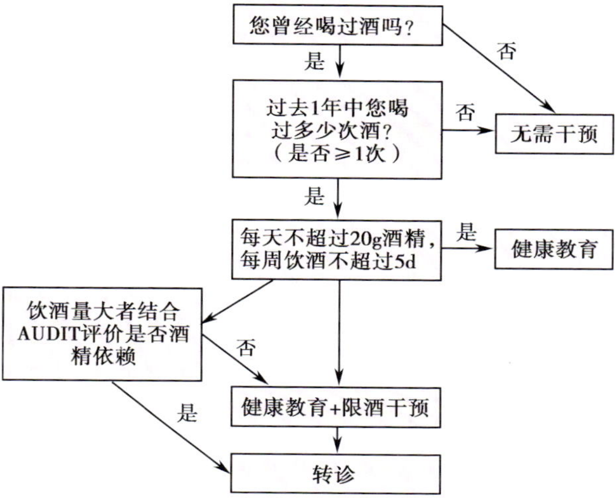

图 9　戒酒干预流程图

注：AUDIT：酒精使用障碍筛查问卷。

饮酒自评问卷采用 WHO 制订的《酒精使用障碍筛查问卷(alcohol use disorders identification test，AUDIT)》(表 3)。

表 3　酒精使用障碍筛查问卷(请根据近 1 年的情况填写)

	0 分	1 分	2 分	3 分	4 分
1. 您多长时间喝一次酒？					
	□从未喝过	□每月≤1 次	□每月 2~4 次	□每周 2~3 次	□每周≥4 次
2. 一般情况下您每天喝多少酒*？					
	□半瓶~1 瓶啤酒	□ 1~2 瓶啤酒	□ 2~3 瓶啤酒	□ 3~4 瓶半啤酒	□≥ 5 瓶啤酒
3. 您一次喝酒达到或超过 3 瓶啤酒或 2 两 56 度白酒的情况多长时间出现 1 次？					
	□从未有过	□每月不到 1 次	□每月 1 次	□每周 1 次	□几乎每天 1 次
4. 近 1 年来您发现自己一喝酒就停不下来的情况多长时间出现 1 次？					
	□从未有过	□每月不到 1 次	□每月 1 次	□每周 1 次	□几乎每天 1 次

续表

	0分	1分	2分	3分	4分
5. 近1年来您发觉因为喝酒而耽误事的情况多长时间出现1次?					
	□从未有过	□每月不到1次	□每月1次	□每周1次	□几乎每天1次
6. 近1年内您在大量饮酒后早晨第一件事是需要再喝酒才能提起精神来的情况多长时间出现1次?					
	□从未有过	□每月不到1次	□每月1次	□每周1次	□几乎每天1次
7. 近1年来您酒后感到自责或后悔的情况多长时间出现1次?					
	□从未有过	□每月不到1次	□每月1次	□每周1次	□几乎每天1次
8. 近1年来您由于喝酒以致于想不起前一天所经历的事情的情况多长时间出现1次?					
	□从未有过	□每月不到1次	□每月1次	□每周1次	□几乎每天1次
9. 您曾因为喝酒弄伤过自己或别人吗?					
	□没有过	□—	□但近1年没有	□—	□近1年有过
10. 您的亲戚、朋友、医生或其他保健人员曾经担心您的喝酒情况或者劝您要少喝一些吗?					
	□没有过	□—	□但近1年没有	□—	□近1年有过

注:* 半瓶啤酒相当于38度白酒半两或56度白酒3钱。实际摄入酒精量的计算方法为:酒瓶标示的酒精含量(%*V*/*V*)× 饮用的毫升数/100×0.8,如饮用1瓶啤酒(600ml),酒精含量标示为3.5%*V*/*V*,实际摄入酒精量为3.5×600/100×0.8=16.8g。

3.3.4.2 干预内容 根据酒精使用情况评估结果制订不同强度的干预方案。包括饮酒健康教育、提供建议、咨询及转诊等(表4)。

(1)健康教育:对既往饮酒患者提醒避免恢复饮酒,对不饮酒者可作为预防措施。对于低风险饮酒者或戒酒者予以肯定,并提醒患者如果饮酒,一定要保持在推荐的限量内(成年男性每日酒精摄入量不超过25g,成年女性不超过15g,每周饮酒不超过5d)。对能够遵从的患者给予鼓励。

表 4 根据饮酒筛查结果选择不同强度的干预方案

AUDIT 评分*	饮酒问诊判断	干预方案
0~7 分	低风险饮酒	健康教育
8**~15 分	高风险饮酒	提供建议
16~19 分	有害饮酒	提供建议、咨询及持续监测
20~40 分	酒精依赖	转诊至专科医生进行诊断评估和治疗

注:*:评估结果的解释应结合临床诊断,尤其是当 AUDIT 评分为 15~20 分时;**:世界卫生组织建议将 65 岁以上饮酒者的 AUDIT 分界值定为 7 分;AUDIT:酒精使用障碍筛查问卷。

(2) 建议:最重要的是督促患者制订目标并改变其饮酒行为。引导患者自行制订目标,有困难者可由医务人员根据患者情况制订目标。如果有晨起恶心 / 震颤或大量饮酒而不醉等酒精依赖症状,需要戒酒。如果大部分时间都不过量饮酒,且能控制饮酒,则可考虑减少饮酒量。

可考虑建立患者互助小组,分享经验,得到来自同伴的鼓励、帮助和监督。

(3) 咨询:了解患者过量饮酒的起始及维持因素、饮酒相关问题的严重性及相关后果,判断患者所处的动机改变水平,使咨询内容适合患者目前的动机水平。如患者对改变饮酒行为毫无兴趣,应将建议重点放在反馈信息上,多鼓励患者采取行动;如患者已经开始考虑采取行动,应将建议重点放在采取行动的好处、延迟行动的风险和如何迈出第一步;如患者已经为采取行动做好了准备,建议重点放在限制饮酒目标的制订和确保执行上。

(4) 转诊至专科医生:AUDIT 评分 20~40 分,一般属于酒精依赖者。应转诊至戒酒 / 精神专科医生(如果可能)进行诊治。如果患者历经几个月仍难以实现和保持减少饮酒的目标,也应考虑转诊进行专业强化治疗。

3.3.5 持续监测 饮酒干预很难一蹴而就,须进行持续监测。监测内容包括是否有限制饮酒的动机,是否已付诸行动、行动的力度,工作、生活环境中的影响因素等,据此确定对患者进行干预的措施和力度。

3.4 膳食干预

3.4.1 膳食干预的获益 对于心血管病及其危险因素,膳食干预在预防疾病发生、控制病情发展、减缓并发症发生、提高生活质量等方面都有重要作用。

- 合理膳食可以预防心血管病的发生。
- 膳食中增加全谷物的摄入，可降低 15% 的冠心病和 25% 的脑卒中发生风险。
- 限盐补钾可使高血压患者全因死亡风险降低 33%。
- 膳食中增加含 ω-3 多不饱和脂肪酸的食物（如深海鱼、坚果等），可以降低 8% 的心肌梗死和 7% 的冠心病发生风险。

3.4.2 膳食干预的原则 无论一般人群、心血管病高危人群，还是心血管病患者，膳食干预的原则为：

- 保持合理膳食结构是维持和促进健康的基础。
- 保持健康的饮食习惯和控制膳食总能量的摄入是促进心血管健康的关键。
- 多吃蔬菜、水果，减少畜肉、食盐和食用油摄入。

3.4.3 膳食营养干预流程 包括获得个人膳食信息，评估膳食营养摄入状况。针对一般人群、心血管病高危人群及心血管病患者，分别给予群体及个性化指导，并进行随访管理（图 10）。

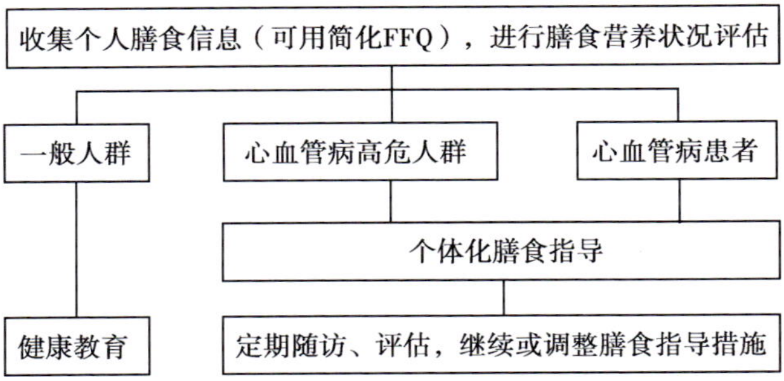

图 10 心血管病膳食营养评估指导建议流程图

注：FFQ：食物频率问卷。

3.4.4 膳食营养干预的措施

3.4.4.1 膳食评估 中国居民膳食营养素参考摄入量及《中国居民平衡膳食宝塔》可作为膳食评估标准。按照个体每日食物摄入种类是否达标、各类食物摄入量是否在推荐范围，结合个体的健康状况，进行快速评估。

第一，采用简易的食物频率问卷（food frequency questionnaire，FFQ）（表 5），询问过去 3 个月的饮食状况，包括食物种类、摄入频率及重量。除了食用油和调味品外，每天食物 >12 种或每周食物 >25 种，作为食物摄入种类是否达标的标准。

表 5 简易的食物频率问卷

和调查对象一起回忆过去 3 个月内，通常情况下，以下食物的摄入状况。
全家通常一起吃饭的人数 _____ 人，通常每天在家吃饭的次数 _____ 次
您的性别：______ 您的年龄：______ 岁

<table>
<tr><th colspan="2" rowspan="2">食物种类</th><th colspan="4">食用频率</th><th rowspan="2">平均每次食用量</th></tr>
<tr><th>次 / 天</th><th>次 / 周</th><th>次 / 月</th><th>几乎不吃</th></tr>
<tr><td>1</td><td>白米白面（大米 / 小麦面粉）</td><td></td><td></td><td></td><td></td><td>______ g</td></tr>
<tr><td>2</td><td>杂粮（玉米 / 燕麦 / 杂豆）</td><td></td><td></td><td></td><td></td><td>______ g</td></tr>
<tr><td>3</td><td>薯类（土豆 / 芋头 / 红薯等）</td><td></td><td></td><td></td><td></td><td>______ g</td></tr>
<tr><td>4</td><td>大豆（黄豆 / 青豆 / 黑豆）及其制品</td><td></td><td></td><td></td><td></td><td>______ g</td></tr>
<tr><td>5</td><td>新鲜蔬菜</td><td></td><td></td><td></td><td></td><td>______ g</td></tr>
<tr><td>6</td><td>新鲜水果</td><td></td><td></td><td></td><td></td><td>______ g</td></tr>
<tr><td>7</td><td>猪牛羊肉</td><td></td><td></td><td></td><td></td><td>______ g</td></tr>
<tr><td>8</td><td>鸡鸭鹅肉</td><td></td><td></td><td></td><td></td><td>______ g</td></tr>
<tr><td>9</td><td>鱼虾等水产品</td><td></td><td></td><td></td><td></td><td>______ g</td></tr>
<tr><td>10</td><td>蛋类</td><td></td><td></td><td></td><td></td><td>______ g</td></tr>
<tr><td>11</td><td>奶类</td><td></td><td></td><td></td><td></td><td>______ g</td></tr>
<tr><td>12</td><td>坚果</td><td></td><td></td><td></td><td></td><td>______ g</td></tr>
<tr><td>13</td><td>糕点甜食</td><td></td><td></td><td></td><td></td><td>______ g</td></tr>
<tr><td>14</td><td>咸菜</td><td></td><td></td><td></td><td></td><td>______ g</td></tr>
<tr><td>15</td><td>含糖饮料</td><td></td><td></td><td></td><td></td><td>______ g</td></tr>
<tr><td>16</td><td>酒</td><td></td><td></td><td></td><td></td><td>______ ml</td></tr>
<tr><td>17</td><td>食盐</td><td colspan="5">全家______斤 / 月</td></tr>
<tr><td>18</td><td>食用油</td><td colspan="5">全家______斤 / 月</td></tr>
</table>

第二，评估每种食物摄入量（不足、合理、过量）。

第三，根据人群特点（一般人群、高危人群、心血管病患者）进行分类的个体化膳食指导与干预。

第四，定期随访与评估，适时调整优化膳食指导措施。

3.4.4.2 干预方案 膳食干预方案要视个人情况有针对性地制订。依据个体膳食评估结果，结合自身的体重、血压、血糖、血脂等代谢状况，综合制订干预方案。总原则为控制总能量摄入，保持碳水化合物、脂肪、蛋白质三大宏量营养素供能比在合适范围内，同时保证微量营养素充足。针对不同心血管病状况人群，具体建议如下：

（1）一般人群

- 食物多样化，主粮粗细搭配，建议每日摄入 12 种、每周达到 25 种食物。增加粗杂粮、杂豆和薯类摄入。
- 保证每天摄入 500g 蔬菜，深色蔬菜（深绿、橙红及紫色）能占 50% 以上。
- 每天摄入至少 250g 的新鲜水果，强调果汁不能代替鲜果。
- 建议每周吃 2~3 次鱼，每次达到 50g，有条件的选择深海鱼类。
- 适量摄入大豆、坚果类，每天不超过 50g，但强调要计入总能量。
- 每天饮用 300g 鲜奶或相当量的奶制品（奶粉 30~36g）。
- 控制畜禽肉的摄入量，每天不超过 75g。
- 食用油摄入控制在 25g/d。
- 食盐摄入尽量减少至 6g/d。
- 不建议饮酒。
- 建议每周喝茶 50g 以上，绿茶最佳。

（2）心血管病高危人群及患者膳食建议

- 食不过量，清淡饮食，控制总能量摄入，每餐吃七八成饱。
- 食物种类多样化，粗细搭配（参考一般人群）。
- 三餐定时定量，少食多餐，细嚼慢咽。
- 改变进餐顺序，先吃蔬菜再吃肉类，最后吃主食。
- 减少精白米面主食、肥肉、油炸烧烤食品、奶油蛋糕、糖果、动物脑及内脏摄入。

• 每天烹调油 <25g。日常烹调以氽、煮、拌、炖、卤等少油制法为主，定时定量、少吃零食、细嚼慢咽。

• 除减少食盐摄入外，增加富含钾的新鲜蔬菜水果（如菠菜、香蕉、枣）、菌类、山药、马铃薯等食物摄入。

• 足量饮水。

• 不吸烟、不饮酒，如果有此类嗜好，尽早戒除。

• 可适量饮茶，有利尿和降压的作用，但不宜饮用浓茶。

膳食营养的综合管理见表 6。

表 6　膳食营养综合管理

营养状况	多病共存（高血压/糖尿病/血脂异常/脑卒中/冠心病等）
体重不足	少量多餐 增加蔬菜水果 保证蛋白质：多选用鱼肉、鸡肉、大豆蛋白及瘦肉，三餐蛋白质均衡分布 适量运动 戒烟酒
体重正常	维持平衡膳食，增加蔬菜水果、粗杂粮、豆类、鱼类摄入；减少肥肉、咸菜摄入；食盐摄入 <6g；食用油摄入 <25g/d；戒烟酒
肥胖	减轻体重至正常 清淡饮食，少油限盐 减少脂肪：少吃肥肉、荤油、动物内脏，油炸、煎烤改为蒸、煮、炖 增加运动 戒烟酒

3.4.5　随访管理　改变不健康的饮食习惯是一项艰苦和长期的工作，因此，对管理人群，特别是心血管病高危人群和患者进行跟踪和随访非常重要。随访的主要内容是再次了解其膳食状况，评估膳食改变或调整的结果、没有或不愿意进行改变的原因，并在此基础上再次确立改善和调整的目标。如此周而复始，直至实现健康膳食目标。

对一般人群，可通过定期发放膳食指导手册、开展知识讲座等形式进行随访，以促进更多的人达到膳食营养知识 - 信念 - 行为的统一。

3.5 身体活动的干预

3.5.1 身体活动干预的益处 身体活动对于心脑血管病及危险因素的获益包括以下几点：

- 规律的身体活动对降低慢性病的患病风险有积极作用，可减轻体重，降低血压、血脂水平，心脏病、2 型糖尿病、乳腺癌和结肠癌的发病风险。
- 无论是健康人群还是心血管病患者，规律的身体活动可以降低 20%~30% 的全因死亡率，且存在剂量反应关系。
- 安全有效的运动能显著提高患者的运动耐量，改善症状和心功能。

3.5.2 身体活动干预原则 对健康人群、心血管病高风险人群、心血管病患者及心脏病康复期的患者，适当的身体活动是预防、治疗和康复的必需内容。

- 对于健康人群，身体活动的目标在于提高心肺功能、增强体质，积极干预冠心病危险因素。
- 对于心血管病（高血压、冠心病等）患者，通过积极主动的身体活动，可帮助其缓解症状，改善心血管功能，提高生活质量。
- 心脏病康复期患者身体活动的目标在于提高其心脏功能，延缓疾病的自然进程，降低发病率死亡率，提高生存质量，帮助其回归社会。
- 心血管病患者的身体活动需要与患者的身体状况、运动能力、疾病情况相适应，应遵循因人而异、循序渐进、实用有效、全面系统、安全可行的原则。
- 心脏病患者的运动管理实际上是重塑健康生活方式的过程，需要持续运动干预才能达到效果。
- 安全是第一基本原则。运动的风险不仅表现在运动过程中，还表现在运动后次日，甚至更长时间。
- 运动的有效性与安全性是不可分割的两个方面。如果过于强调运动的安全性，降低运动强度，则无法达到预期效果。
- 为了实现运动的安全性、有效性和可持续性，运动方案一定是个体化的。
- 运动方案是为某人、某时间段制订的，而不是一种方案适用于所有人，或长期使用。

3.5.3 身体活动干预的流程 制订身体活动干预的流程：首先，采集患者的基本信息、评定其定量负荷能力和运动水平以及筛查运动风险；其次，按照运动处方的要素制订个性化运动处方;最后,严格执行运动处方的内容。具体流程见图 11。

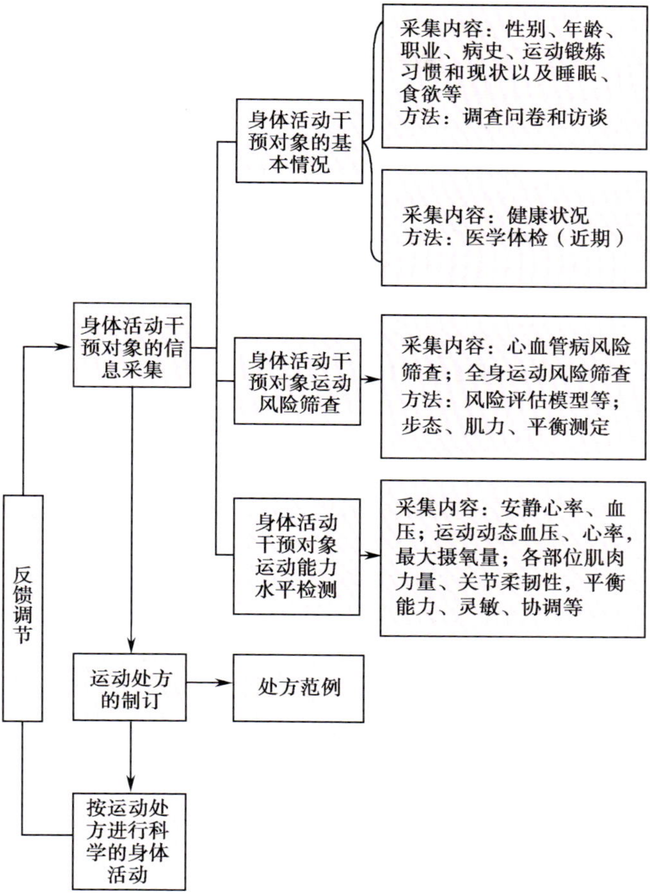

图 11　身体活动干预的流程

3.5.4　身体活动干预的措施

3.5.4.1　运动处方的要素　运动处方是心血管病患者进行身体活动的指导性建议,应根据患者的体能水平和身体状况确定其运动要素的种类、强度、时间和频率。

(1) 健康运动要素:用于提高心肺功能的有氧运动,用于提高肌肉力量和骨骼健康水平的抗阻力量训练,用于改善关节活动度或放松紧张肌肉的伸展运动。

(2) 所有健康运动要素在 1 周内至少重复进行 3 次。

(3) 如果将运动作为一种治疗手段，就必须达到一定的强度才能达到效果。安全有效的运动要求在靶心率区间持续 20~60min，可根据身体情况间歇完成。靶心率 =(最大心率 – 安静心率)× (0.6~0.8) + 安静心率。

(4) 低危患者运动康复时无需医学监护，中危患者可间断进行医学监护，高危患者需严格连续医学监护或转诊至有心脏康复专科的上级医院。

(5) 锻炼时如感觉轻松或过于吃力，可稍调节内容和次数，以锻炼后次日不感到明显疲劳为宜。

(6) 监控运动前后的血压、心率、心率恢复速率及血糖，避免运动前后过高或过低的血压、血糖，达到药物、运动、饮食有机配合。

(7) 严寒、酷暑或身体不适时，应停止锻炼。

3.5.4.2 心血管病稳定期运动处方程序和锻炼方法

(1) 准备活动 5~10min，身体各关节轻微活动，心率接近靶心率。

(2) 主体活动：步行或慢跑，基础体力练习。

慢走与快走或者慢跑交替，步行由慢 - 快 - 慢，用 10min 走完 1 200m，速度 2 步 /s，休息 3~5min，再用 10min；走完 1 300m。心率在靶心率范围内(备选慢跑 10min，慢跑速度开始 100~110m/min，逐渐增至 120~180m/min。运动时心率控制：40 岁 140 次 /min，50 岁 130 次 /min，60 岁 120 次 /min 以内为宜)。

基础体力练习 10min：从座椅上反复坐起 20 个，提脚跟 50 次，扶墙蹲起 20 次，俯卧撑 15 个(根据体能情况可以采用上斜俯卧撑)。

(3) 整理活动 5~10min，心率恢复接近安静心率。

3.5.4.3 身体活动建议 作为预防性治疗策略，运动处方与药物治疗同样重要。适度运动在健康人群中的效果最佳，增加强度或者量，运动的获益会更大。身体活动建议见表 7。

3.5.5 身体活动的维持 ①在干预一段时期以后(4~6 周)，需再次进行身体健康检查、运动风险筛查和运动能力水平测定。一方面可以评价运动处方干预效果，另一方面，可以调整运动处方，从而保证身体活动干预与身体状况相适应。②开始运动不足 1 年者，需要每月复查。③坚持运动 1 年以上者，可以

3个月甚至半年复查1次。④不同身体状况者，复查间隔时间不同。身体状况差、病情不稳定者，复查间隔要短，如2周复查1次，而且运动中要监测血压、心率、血氧、血糖等。身体状况好者，复查间隔可以延长，如3个月甚至半年，运动中监测指标减少，可以仅进行心率监测。

表7 身体活动建议

推荐要点	推荐等级	证据级别
● 建议所有年龄段的健康成年人每周至少进行150min中等强度或75min高强度有氧运动，或二者相结合	Ⅰ	A
● 对于健康的成年人，建议将有氧运动逐渐增加至每周300min中等强度，或每周150min高强度有氧运动，或二者相结合	Ⅰ	A
● 建议对体力活动进行定期评估和咨询，以促进参与，并随着时间的推移增加体力活动	Ⅰ	B
● 在没有进一步评估的低风险人群中推荐体力活动	Ⅰ	C
● 多次体力活动，每次持续≥10min，均匀分布于1周，即每周4~5d，最好每天进行1次	Ⅱa	B
● 静坐少动者和有心血管病危险因素但仍计划进行较剧烈的体力活动或运动时，需要进行包括运动测试在内的临床评估	Ⅱa	C

3.6 体重管理

3.6.1 体重管理的益处

- 降低血压水平。
- 降低糖尿病的发病风险，提高糖尿病患者的缓解率。
- 降低心血管病危险因素水平。
- 降低心脑血管病的发生危险。
- 减轻房颤症状负担和严重性。

3.6.2 体重管理的原则

- 目标人群包括所有超重、肥胖者。
- 主要是做好宣传教育，坚持健康的生活方式。
- 减少能量摄入，增加能量支出。
- 增加体力活动，减少静坐行为。
- 矫正引起过度进食或活动不足的行为和习惯。
- 综合应用可以达到更好的减重效果。

3.6.3 体重管理的流程 对于超重、肥胖就诊者，医生首先要确定其肥胖类型和程度，同时评估心血管病危险因素和并发症，据此确定体重的管理流程（图 12）。

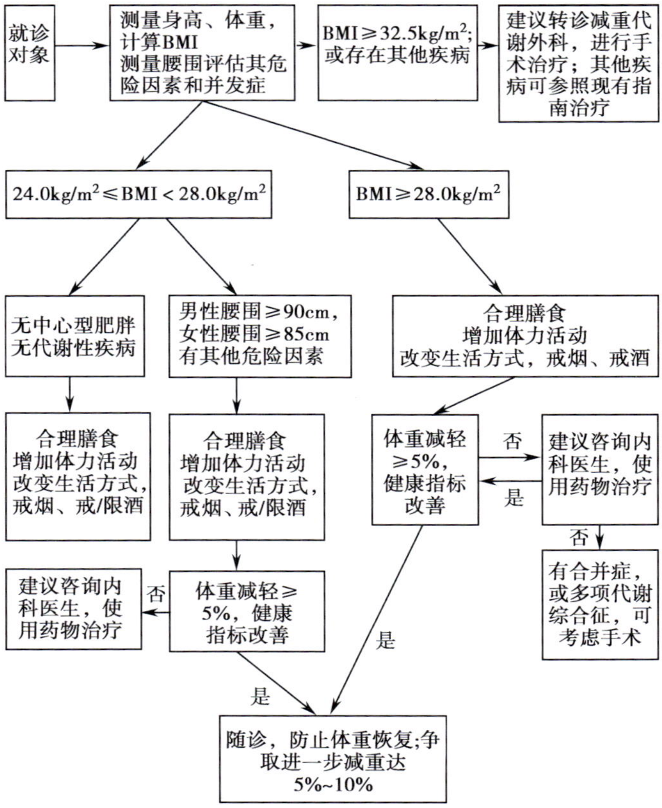

图 12 超重 / 肥胖者减重流程

注：BMI：体质指数。

3.6.4 体重管理的措施

3.6.4.1 咨询沟通

● 体重管理过程中，需要将减重方案充分传达给患者。

● 与患者更多的会面，当面或电话指导，减重效果更好。

● 使用短信加健康电话辅导管理体重能更好地减轻体重。

● 对于个性化短信、多媒体信息服务以及健康顾问电话的体重干预方式，92% 的超重 / 肥胖者愿意将其推荐给家人和朋友。

● 基于互联网技术提供个性化反馈信息的减重干预措施，可提高减重的比例。

3.6.4.2 体重管理的具体措施 体重管理包括合理膳食、增加体力活动、药物和外科手术治疗等多种手段。合理的营养治疗联合运动干预是最安全有效、最基础的治疗，药物和外科手术治疗仅在特定情况下作为辅助手段使用。

(1) 合理安排膳食：包括膳食的结构和数量。减重膳食应该是低能量、低脂肪、适量优质蛋白质、含复杂碳水化合物（如谷类）；增加新鲜蔬菜和水果在膳食中的比重，少吃盐；同时兼顾钙、铁、锌、维生素 A、D 及叶酸等微量营养素的摄入。

应在限制能量摄入的同时保证基本营养需求。蛋白质、碳水化合物和脂肪提供的能量比，应分别占总能量的 15%~20%、40%~55% 和 20%~30%；摄入量可设定为较日常摄入量减少 30%~50%。

(2) 加强体力活动和锻炼：增加体力活动、减少静坐（如看电视、使用电脑等）时间是控制体重的有效措施。建议每天进行有氧运动（如快走）的时间要达到 30min 以上，每周累计 150min 以上。体力活动或运动形式的选择可以因地制宜，运动量可循序渐进。

(3) 药物和外科手术治疗：多数指南推荐药物减重仅作为生活方式干预的辅助疗法。建议 BMI ≥ 24.0kg/m^2 且合并肥胖相关疾病或 BMI ≥ 28.0kg/m^2 者，经过 3~6 个月单纯生活方式干预无效时，可以考虑使用药物辅助生活方式干预减重。当所有非手术减重干预措施无效时，对于 BMI ≥ 32.5kg/m^2 的单纯肥胖患者或有肥胖并发症的患者可以考虑手术治疗。对此类患者，建议转诊至减重代谢外科。

3.6.5 控制体重的相关药物 批准的减重药物可分为中枢性和非中枢性减重药、兼具减重作用的降糖药物。目前临床仍在使用的中枢性减重药包括氯卡色林、苯丁胺 / 托吡酯缓释剂胶囊、纳曲酮 / 安非他酮复方缓释片；非中枢性减重药有奥利司他；利拉鲁肽是兼具减重作用的降糖药物。奥利司他和利拉鲁肽均已在中国上市。

奥利司他为片剂或胶囊，口服使用，是目前唯一的非处方减重药，可以长期用于体重维持。主要不良反应为消化道症状（如腹胀、腹泻、胃肠排气增多等），罕见的不良反应有肝损伤或严重肝损伤。奥利司他可降低脂溶性维生素的吸收，长期服用宜同时补充维生素。

利拉鲁肽注射液适用于合并血糖升高的超重 / 肥胖患者，可经皮下注射给药。常见不良反应为胃肠道不适(如恶心、腹泻、便秘、呕吐等)、低血糖、甲状腺事件等。禁用于甲状腺髓样癌和 2 型多发性内分泌肿瘤综合征患者及有相关疾病家族史者、妊娠女性。

3.6.6 减重后体重的长期维持

体重管理是一个长期的过程，对于成功减重者，需要综合应用前述各项措施预防体重恢复至减重前水平。控制食物摄入和增加体力活动可以减少体重增加。高蛋白质（占总能量的 25%）、低血糖生成指数膳食分别较低蛋白质、高血糖生成指数膳食体重增加少。

3.7 社会心理因素干预

3.7.1 社会心理因素干预的益处

- 心理平衡是保证心脏健康的重要措施之一。
- 过量的心理应激反应，尤其是负性的心理应激反应会增加心血管患病风险。
- 缓解抑郁、焦虑可以改善心血管病，特别是心衰的预后。
- 社会心理因素干预有助于消除个体的社会心理应激、抑郁和焦虑，从而帮助改变其行为习惯，提高生活质量，改善疾病预后。

3.7.2 社会心理因素干预原则

- 对社区心血管病患者进行心理健康状态初筛。
- 具体治疗时要始终注意贯彻治疗的“个体化”。
- 若心血管病危险因素与精神障碍（如抑郁）或社会心理因素相关时，应积极干预社会心理因素，达到预防心血管病的目的。
- 对心血管病伴社会心理症状的患者，进行综合健康教育、运动和心理治疗等多模式干预，改善其社会心理健康。

● 对于有典型的抑郁、焦虑或敌意症状的个体，应考虑进行药物治疗。

● 根据躯体疾病和抑郁、焦虑状态的严重程度，选择不同的治疗方案。以躯体症状为主、心理症状不严重的患者，应以躯体治疗为主，同时注意实施心理指导；以心理症状为主、躯体症状不严重的患者，在实施常规躯体治疗的同时，重点安排好心理治疗工作。

3.7.3 社会心理因素干预流程。

见图 13。

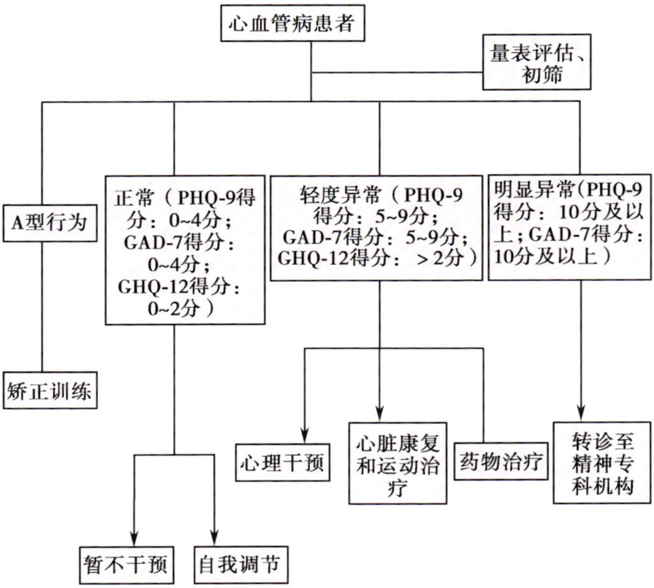

图 13 社会心理因素干预流程图

注：PHQ-9：患者健康问卷抑郁量表；GAD-7：广泛性焦虑量表；GHQ-12：一般健康问卷。

3.7.4 社会心理因素干预措施

3.7.4.1 评估 心血管病患者中合并抑郁、焦虑状态者较常见，可使用量表进行初步筛查。

(1) 抑郁状态评估：患者健康问卷抑郁量表（patient health questionnaire-9，PHQ-9）是自我评估工具，常被应用于基层医疗单位有关抑郁的评估。共 9 题。总分越高，抑郁的可能性越大。0~4 分为没有抑郁，5~9 分可能为轻度抑郁，10 分及以上为中重度抑郁（见附表 1）。

（2）焦虑状态评估：广泛性焦虑量表（generalized anxiety disorder-7，GAD-7）可用于筛查及症状严重程度评估。共 7 题。总分越高，焦虑的可能性越大。0~4 分为没有焦虑，5~9 分可能为轻度焦虑，10 分及以上为中重度焦虑（见附表 2）。

（3）一般健康问卷（general health questionnaire，GHQ-12）：GHQ-12 主要用于评定一般人群的心理健康状况，可用于社区人群心理健康状态的筛查。共 12 题。每题 4 个答案，回答前两项者计 0 分，回答后两项者计 1 分，总分为 0~12 分，0~<2 分代表心理状态正常，≥ 2 分为心理状态异常（见附表 3）。

（4）A 型行为问卷：很多冠心病患者具有雄心勃勃、争强好胜、醉心于工作，但是缺乏耐心、容易产生敌意情绪，常有时间紧迫感等特点，此类特点被称为 A 型行为，而相对缺乏此类特点的行为被称为 B 型行为。A 型行为问卷共 60 题，分为 CH、TH 和 L 三个分量表。L 量表为测谎题，超过 7 分，总量表得分无效。37~50 分为典型 A 型人格，29~36 分为偏 A 型人格，27~28 分为中间型，19~26 分为 B 型人格（见附表 4）。

3.7.4.2　筛查　对于怀疑存在抑郁、焦虑的心血管病患者，可采用上述评估问卷进行初步筛查。对于不同的筛查结果，给予不同的干预措施。必要时转诊至精神专科医院。

3.7.4.3　干预

（1）分类干预：①筛查正常者。对于暂无抑郁或焦虑者，暂时可不给予干预或通过自我调节缓解情绪。对于具有 A 型行为的患者，建议采取矫正训练方法，改善患者的认知，从而改善其不良情绪或行为。②筛查轻度异常者。存在轻度抑郁或焦虑者，建议采取心理干预方法缓解抑郁或焦虑，或在精神科医生的指导下使用抗抑郁药或抗焦虑药。③筛查明显异常者。存在中度及以上抑郁或焦虑者，建议直接转诊至精神专科医院。

（2）综合干预：对已发现存在情绪障碍的心血管病患者多采用各种方式共同干预，除常规健康教育、心理支持治疗、药物治疗外，还可以通过音乐疗法、气功及心血管康复运动减轻心血管病患者的抑郁、焦虑，使患者形成良好的生活习惯和积极的生活态度，从而更好地控制心血管病危险因素。

1）心理干预（Ⅱa，B）：可以通过给予患者适当的医学知识，正确指导其正常生活，减轻其对疾病的担忧恐惧，给予精神上的支持和鼓励，减轻患者心理压力（Ⅱa，B）。①面对面或线上健康教育，可减轻患者对疾病的恐惧感（Ⅱa，B）。提高患者对改善不良饮食行为的依从性，从而减少心血管不良事件的发生（Ⅱb，B）。②使用基于网络的决策援助进行个性化的咨询，可以降低 Framingham 危险评分(Ⅱb，B)。有研究表明认知行为疗法对心血管病风险较高患者的轻至中度抑郁症有效(Ⅱc，B)。面对面咨询和电话咨询可以降低焦虑得分和心血管病危险因素得分。③自我管理。给予患者自我管理方案，包括自我监测、环境重组、家庭支持诱导和认知重组与强化教育等，可改善与健康相关的生活质量（Ⅱb，B）。④压力管理。研究表明，对于 1 期高血压患者，使用正念冥想和瑜伽等团体治疗的干预组与对照组相比，24h 动态血压变化并无差异，但与药物治疗同时使用则有效（Ⅲb，B）。⑤认知行为治疗。冠心病和心绞痛患者使用个体或群体的认知和行为自我管理方法，其在心绞痛症状、身体限制和抑郁评分方面有所改善（Ⅱa，B）。使用认知行为治疗联合动机性访谈，可降低抑郁和生气的得分（Ⅰb，A）。⑥接纳和承认治疗。采取接纳和承认治疗方法，结果发现患者生物学指标、心理学指标、生活质量、运动、吸烟、依从性都有所改善，所以“接纳和承认疗法”被推荐作为二级预防措施（Ⅲb，B）。

2）心脏康复和运动治疗（Ⅱa，B）：规律运动训练可有效降低患者抑郁和焦虑的发生率及死亡率（Ⅱb，B）。存在敌意症状的冠心病患者接受约 1.5 年心脏康复和运动治疗后行为特征和 / 或冠心病危险因素也得到有效改善。

3）行为矫正训练（Ⅲa，B）：A 型行为的矫正可有效降低冠心病发生率，主要是采用以认知行为治疗矫正疗法为主的综合矫正模式。①冠心病知识和 A 型行为知识教育；②松弛训练，并要求 A 型行为者将松弛反应泛化到日常生活中；③用认知疗法帮助患者进行认知重建和实施自我控制，还可以结合想象疗法、行为演练、社会支持和运动锻炼等。

（3）药物治疗（Ⅲa，B）：大量的证据表明抗抑郁药和抗焦虑药在改善抑郁、焦虑方面是有效的，多种药物可用于改善心血管病患者的抑郁，但在冠心病患者中要注意药物间的相互作用。

1）药物治疗的原则：积极治疗躯体原发病，原发病的治疗可以减轻患者的内心担忧及其焦虑抑郁，有利于原发病的治疗。如果使用抗抑郁药和抗焦虑药治疗，要坚持低剂量缓慢加量、单一药物治疗、避免使用最高推荐剂量等原则。

2）药物分类：选择性5-羟色胺再摄取抑制剂（selective serotonin reuptake inhibitor，SSRI）、5-羟色胺（5-hydroxytryptamine，5-HT）/去甲肾上腺素（norepinephrine，NE）再摄取抑制剂及NE、特异性5-HT受体拮抗剂治疗心血管病伴有的抑郁较为安全，尤其是SSRI中的舍曲林。SSRI不仅可显著改善抑郁和焦虑症状，也可提高心功能；后者反映在左室射血分数（left ventricular ejection fraction，LVEF）的增加以及蹬车试验中运动能力的提高（Ⅲa，B）。SSRI治疗也可减少抑郁患者出现血栓的可能。

对于伴有焦虑者，需要药物治疗时，应优先选择既有抗抑郁作用又有抗焦虑作用的药物；应选择不良反应少，依从性好的药物；SSRI常作为首选药物之一。其他常用的药物主要有苯二氮䓬类抗焦虑药、β受体阻滞剂，甚至小剂量抗精神病药。由于苯二氮䓬类药物长期使用会出现药物的耐受性和依赖性问题，临床上主要使用抗抑郁药，特别是SSRI对焦虑进行一线治疗，苯二氮䓬类药物仅在急性阶段短期使用。氟哌噻吨美利曲辛可改善焦虑、抑郁状态及伴有的心血管躯体化症状（如胸闷、心慌、心悸等）。小样本单中心研究显示该药对心血管病患者有效且安全，但应注意停药反应及可能出现的不良反应。中药制剂舒肝解郁胶囊对轻中度抑郁也有一定效果。

● 抗抑郁药

SSRI和可逆性单胺氧化酶抑制剂（monoamine oxidase inhibitor，MAOI）（吗氯贝胺）几乎没有心血管不良反应，可安全使用。然而SSRI与他汀类药物容易产生拮抗作用，尤其对有肝病的患者易发生肝损伤，治疗应注意从小剂量开始。暂未发现QTc间期延长风险的药物包括SSRI（除外西酞普兰）、瑞波西汀、米氮平、MAOI、卡马西平、拉莫三嗪、丙戊酸盐、苯二氮䓬类药物等（Ⅲa，B）。三环类药物与华法林合用会抑制其代谢，使血药浓度增加，可能发生过度抗凝导致出血，同时三环类药物也可导致QTc间期延长，故不推荐使用。

治疗过程中，同时应注意SSRI所引起的5-羟色胺综合征（轻躁狂、激越、意识混乱、定向障碍、酩酊状态等精神状态和行为改变；肌阵挛、肌强直、震颤、反射亢进、踝阵挛、共济失调等运动系统功能改变；发热、恶心、腹泻、头痛、颤抖、面部潮红、出汗、心动过速、呼吸急促、血压改变、瞳孔散大等自主神经功能紊乱）、心动过速和其他不良反应。治疗过程中如发现患者可疑存在 5- 羟色胺综合征时，应停用诱发疾病的药物、给予支持治疗、控制躁动、使用 5-HT_2A 拮抗剂、控制自主神经失调以及缓解高热等，及时转诊至上级医院。

● 抗焦虑药

主要有苯二氮䓬类药物、阿扎哌隆类药物和 β 受体阻滞剂。

苯二氮䓬类药物：具有明显的缓解焦虑的作用，能改善焦虑、缓解肌肉紧张、促进睡眠。常用药物有劳拉西泮（1~6mg/d）、阿普唑仑(0.8~2.4mg/d)、氯硝西泮(2~8mg/d）等。从小剂量开始，逐渐增加至治疗剂量。维持 2~6 周后逐渐停药，以防药物依赖。一般停药过程不应短于 2 周，以防症状反跳。

阿扎哌隆类药物：主要是丁螺环酮和坦度螺酮。该类药物作用温和，不产生依赖，也无苯二氮䓬类药物的镇静、抗痉挛和肌肉松弛作用，用于轻中度焦虑的治疗。丁螺环酮的起始剂量为 10mg/d，每周或每 2 周增加 10mg，直至最大剂量 60mg/d。应采用最大耐受剂量 4~6 周。坦度螺酮疗效与丁螺环酮相当，且药物不良反应轻微，安全性和耐受性良好。通常成人应用枸橼酸坦度螺酮的剂量为 10mg，3 次 /d。根据患者年龄、症状等适当增减剂量，但不得超过 60mg/d 或遵医嘱。适用于心身疾病(原发性高血压、消化性溃疡）所致的躯体症状及抑郁、焦虑和睡眠障碍。日本多中心研究证明，坦度螺酮能够改善高血压伴焦虑患者的血压水平和焦虑状况。中国的单中心研究也提示坦度螺酮可明显改善高血压的治疗效果。

β 受体阻滞剂：如普萘洛尔或阿替洛尔，12.5~25mg，2 次 /d，具有缓解与自主神经兴奋有关的躯体症状的作用。

3.8 血脂控制

3.8.1 血脂控制的益处 血脂控制是防治 ASCVD 的基石，国内外指南一致推荐降低 LDL-C 水平以降低 ASCVD 风险。

- 降胆固醇能够降低 ASCVD 风险，包括饮食干预、胆酸螯合剂治疗等。
- LDL-C 每降低 1mmol/L，冠心病相关事件发生风险降低 21%。

- 源于基因多态性的、自幼即存在的低 LDL-C 水平更能显著降低未来冠心病发生风险：LDL-C 每降低 1mmol/L，冠心病相关事件发生风险降低 54.5%，远远高于成年后用他汀类药物同等程度降低 LDL-C 所带来的获益。
- LDL-C 降至更低，心血管获益更多。

3.8.2 我国血脂控制的现状 我国当前的血脂异常总体控制形势极其严峻，冠心病及其高危人群的 LDL-C 治疗率、控制率均不理想，缺血性脑卒中患者治疗率、控制率更低。2013—2014 年 18 岁以上成人调查数据显示：我国 ASCVD 患者（二级预防人群）的 LDL-C 治疗率仅为 14.5%、达标率仅为 6.8%；ASCVD 高危人群（一级预防）的 LDL-C 治疗率仅为 5.5%。既往已明确发生过心血管事件的 ACS 患者院前 LDL-C 治疗率也仅有 44.3%~64.9%、达标率仅为 30.1%。我国缺血性脑卒中患者的血脂控制情况更不容乐观，2006 年数据显示，城市地区急性缺血性脑卒中患者 LDL-C 治疗率仅为 17%~31%；2013 年一项纳入全国 12 个省 4 个自治区 56 家医院的注册研究显示，缺血性脑卒中患者的 LDL-C 达标率仅为 27.4%。可见，推进基层规范化血脂管理刻不容缓，这对提高我国整体人群 LDL-C 治疗率和控制率，降低 ASCVD 发病率及死亡率均具有重要意义。

3.8.3 血脂控制的原则

3.8.3.1 定期、主动进行血脂检测 所有成人均应进行血脂检测，并应包含 TG、TC、HDL-C、LDL-C 四项基本指标；40 岁以上男性、绝经后女性或伴有心血管病危险因素者每年至少检测 1 次；ASCVD 高危及以上人群（表 8）每 3~6 个月检测 1 次。

3.8.3.2 风险评估决定血脂控制的目标人群 10 年总体 ASCVD 高危及以上人群（表 8）无需考虑 LDL-C 基线水平，直接启动降低 LDL-C 药物治疗（Ⅰ,A）。TG 水平显著升高（至少 2 次≥ 5.65mmol/L 且除外高脂饮食、饮酒、超重、药物等继发性因素）时为自发性胰腺炎高危人群、伴既往胰腺炎病史者为极高危人群，应启动降 TG 药物治疗。

3.8.3.3 血脂控制的治疗靶点 LDL-C 是降低 ASCVD 风险的首要治疗靶点（Ⅰ,A）、非 HDL-C 为次要治疗靶点（Ⅱa,B）。TG 是降低胰腺炎风险的治疗靶点。HDL-C 不作为降低 ASCVD 风险的药物治疗靶点（Ⅲ,A）。

表 8　10 年总体 ASCVD 高危及以上人群

超高危	符合以下 6 种情况之一： ①反复 ASCVD 事件 ②冠状动脉多支血管病变 ③近期急性冠脉综合征 ④心、脑或外周多血管床 ASCVD ⑤ ASCVD+ 基线 LDL-C ≥ 4.9mmol/L（190mg/dl） ⑥ ASCVD+ 糖尿病
极高危	确诊的 ASCVD，包括： ①冠心病（心肌梗死病史、冠状动脉支架或旁路移植史、冠状动脉造影或 CTA 证实的冠状动脉狭窄 ≥ 50%、缺血性心肌病） ②动脉粥样硬化性缺血性脑卒中（偏瘫症状或体征或短暂性脑缺血发作病史，且头部 CT 证实缺血性病灶） ③外周动脉疾病（影像学证实的外周动脉狭窄 ≥ 50% 或外周动脉血管重建术）
高危	无 ASCVD，但符合以下 4 种情况之一： ①严重高胆固醇血症（LDL-C ≥ 4.9mmol/L） ②糖尿病 + ≥ 40 岁 +LDL-C ≥ 1.8mmol/L ③高血压 + ≥ 2 种其他心血管病危险因素 * ④非透析依赖的慢性肾脏病[eGFR<60ml/（min·1.73m^2）]

注：* 其他心血管病危险因素包括，男性 ≥ 45 岁或女性 ≥ 55 岁，吸烟，HDL-C<1.04mmol/L，BMI ≥ 28.0kg/m^2，早发缺血性心血管病家族史；ASCVD：动脉粥样硬化性心血管病；LDL-C：低密度脂蛋白胆固醇；CTA：CT 血管造影；eGFR：估算的肾小球滤过率；HDL-C：高密度脂蛋白胆固醇；BMI：体质指数。

3.8.3.4　血脂控制的目标值　10 年总体 ASCVD 危险分层决定治疗目标值，危险度越高、LDL-C 目标值越低（Ⅰ，A）（表 9）。对于极高危、超高危患者，若基线 LDL-C 已在目标值以内，仍应启动药物治疗使 LDL-C 降幅达 30%（Ⅰ，A）。

无论是否启动药物治疗，控制饮食和改善生活方式均是血脂控制的基础（Ⅰ，A）。

降低 LDL-C 治疗，首选中等强度他汀类药物（Ⅰ，A）；若不耐受或不达标，联合应用依折麦布可获得进一步有效调脂效果（Ⅰ，B）；若仍然不达标，可考虑加用前蛋白转化酶枯草溶菌素 9（proprotein convertase subtilisin/kexin type 9，PCSK9）单抗类药物（Ⅰ，A）；ASCVD 高危及以上患者 LDL-C 达标后仍存在持续 TG

水平轻中度升高者，可考虑联合高纯度鱼油 4g/d 或贝特类药物治疗，以进一步降低 ASCVD 风险（Ⅱ，B）。

表 9 血脂控制的靶点与目标值

ASCVD 危险分层	ASCVD 靶点		胰腺炎靶点：TG
	首要靶点：LDL-C	次要靶点：非 HDL-C	
超高危	<1.4mmol/L，基线已达标则降幅≥ 30%	<2.2mmol/L	基本目标 <5.65mmol/L
极高危	<1.8mmol/L，基线已达标则降幅≥ 30%	<2.6mmol/L	
高危	<2.6mmol/L	<3.4mmol/L	
中低危	<3.4mmol/L	<4.1mmol/L	

注：ASCVD：动脉粥样硬化性心血管病；LDL-C：低密度脂蛋白胆固醇；HDL-C：高密度脂蛋白胆固醇；TG：甘油三酯。

降低 TG 水平以降低胰腺炎风险时首选贝特类药物，若不能达标可考虑联合鱼油或烟酸类药物治疗。

启动药物治疗前应常规进行肝功能和肌酸激酶的测定以进行安全性预评估；首次启动药物治疗或调整方案之后 6 周内应进行安全性指标监测、3 个月内应复查血脂 4 项以进行达标管理。

3.8.4 血脂控制的流程 血脂控制流程见图 14。

3.8.5 血脂控制的措施 血脂控制的措施包括生活方式干预、使用调脂药物、血脂净化和外科治疗，其中治疗性生活方式改变是其他降脂措施的共同基础，血脂净化和外科治疗适用于家族性高脂血症等特殊患者，调脂药物是大多数患者血脂控制的主要措施。

3.8.5.1 常用调脂药物的重要临床信息 他汀类药物是血脂异常药物治疗的基石，推荐将中等强度的他汀类药物作为血脂异常人群的常用药物。目前我国临床使用药物包括洛伐他汀、辛伐他汀、普伐他汀、氟伐他汀、阿托伐他汀、瑞舒伐他汀和匹伐他汀。匹伐他汀不经 CYP 3A4 代谢，极少量经 CYP 2C9 代谢，且属强效他汀类药物，对于多药联用的患者可以优先选用。依折麦布是选择性胆固醇吸收抑制剂，减少肠道内胆固醇的吸收,降低血浆胆固醇水平和肝脏胆固醇储量。氨氯地平阿托伐他汀钙片为同时具有降压和调脂作用的单片复方制剂,合并高血压的血脂异常患者优先选择使用,可增加依从性、改善控制效果。血脂康调脂机制与他汀类药物类似,能够降低胆固醇水平,并显著降低冠心病患者总死亡率和心血管不良事件发生(表 10)。

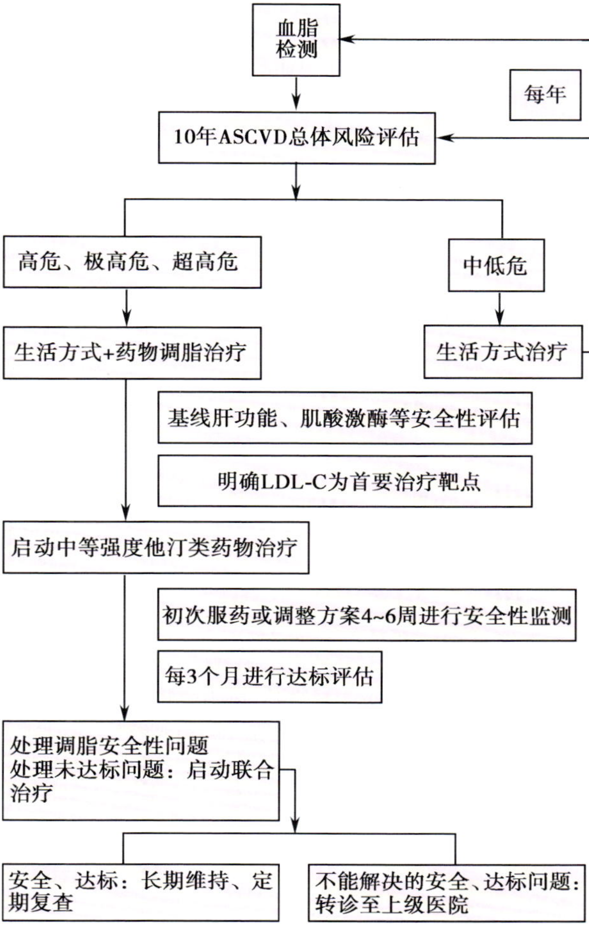

图 14 血脂控制流程图

注:ASCVD:动脉粥样硬化性心血管病;LDL-C:低密度脂蛋白胆固醇。

表 10 常用降脂药物使用及其注意事项

降脂药物类别	主要降脂作用及其机制	常用药物	推荐剂量、用法、降幅		禁忌证及注意事项
他汀类	降低 LDL-C 水平。机制：竞争性抑制 HMG-CoA 还原酶而抑制胆固醇合成；上调 LDLR 活性而增加 LDL 清除	阿托伐他汀	10~20mg，1 次 /d	25%~50%（中等强度）	禁用于活动性肝病、不明原因转氨酶水平持续升高者、妊娠期或哺乳期女性；联用秋水仙碱、环磷酰胺、伊曲康唑、红霉素等需密切监测不良反应
		瑞舒伐他汀	5~10mg，1 次 /d		
		氟伐他汀	80mg，1 次 /d		
		匹伐他汀	2~4mg，1 次 /d		
		普伐他汀	40mg，1 次 / 晚		
		辛伐他汀	20mg，1 次 / 晚		
		血脂康	0.6g，2 次 /d		
胆固醇吸收抑制剂	降低 LDL-C 水平。机制：选择性抑制小肠上皮细胞对胆固醇的吸收	依折麦布	10mg，1 次 /d	15%~22%（个体差异）	总体耐受性良好。禁用于妊娠期或哺乳期女性。与他汀类药物联用时禁用于活动性肝病、不明原因转氨酶水平持续升高者
PCSK9 抑制剂	降低 LDL-C、Lp(a) 水平。机制：通过拮抗 PCSK9 而增加 LDLR 数量，从而增强 LDL 清除	依洛尤单抗	每 2 周 140mg 或每 4 周 420mg，皮下注射	平均 60%（剂量依赖）	禁用于对该药出现严重过敏反应者；未满 13 岁儿童、妊娠期和哺乳期女性、严重肝功能不全者暂缺乏应用数据
		阿利西尤单抗	每 2 周 75mg 或每 2 周 150mg，皮下注射		

续表

降脂药物类别	主要降脂作用及其机制	常用药物	推荐剂量、用法、降幅		禁忌证及注意事项
鱼油（主要成分EPA/DHA）	降低TG水平。机制：未明，可能作用于PPAR、减少ApoB分泌	高纯度EPA/DHA 多烯酸乙酯胶丸	2g,2次/d 0.5g,3次/d	可达45%（剂量依赖）	大剂量使用应注意消化道出血风险，尤其同时抗栓抗凝治疗者
贝特类	降低TG水平。机制：激动PPAR-α、通过转录因子调节脂代谢	非诺贝特 苯扎贝特	短效0.1g,3次/d 缓释0.2g,1次/晚 0.25g,2次/d	50%以上（依赖于基线TG水平）	禁用于活动性肝病、胆囊胆道疾病、严重肾功能不全、妊娠期和哺乳期女性

注：LDL-C：低密度脂蛋白胆固醇；HMG-CoA：β-羟基-β-甲戊二酸单酰辅酶；LDLR：低密度脂蛋白受体；LDL：低密度脂蛋白；PCSK9：前蛋白转化酶枯草溶菌素9；Lp(a)：脂蛋白a；TG：甘油三酯；EPA：二十碳五烯酸；DHA：二十二碳六烯酸；PPAR：过氧化物酶体增殖剂激活受体；ApoB：载脂蛋白B。

3.8.5.2 安全性监测和达标管理

- 启动药物治疗前应常规进行肝功能和肌酸激酶测定，若有明显异常，暂缓启动他汀类药物治疗，先查找原因并治疗至基本正常后再启动药物治疗。
- 首次启动药物治疗后6周内应监测肝功能、肌酸激酶和血脂4项，初步评估安全性、疗效并了解患者的依从性。
- 若安全耐受，3个月后再次复查并根据是否达标调整方案，若调整方案则6周内监测安全性。
- 如此反复监测，直至安全并达标，此后每6~12个月复查。

3.8.5.3 建议转诊至上级医院的情况

- 经过充分他汀类药物治疗LDL-C仍不达标或不耐受、需要联合治疗而基层不能获得其他降脂药物，或需要血脂净化治疗等特殊降脂措施。
- 调脂治疗过程中患者发生肌痛伴肌酸激酶水平显著升高、血红蛋白尿、急性肝衰竭等疑似他汀类药物相关严重不良反应者。
- 未治疗LDL-C水平显著升高达4.9mmol/L（190mg/dl）以

上且伴高胆固醇血症家族史、需要排查是否有家族性高胆固醇血症及评估心血管受累情况者。

- 至少2次空腹TG水平显著升高达11.3mmol/L(1 000mg/dl)以上,尤其伴既往胰腺炎病史者。
- 存在显著血脂异常的儿童、妊娠期女性、75岁以上老年人等特殊人群。

3.8.6 同时控制血脂以外的心血管病综合风险

在血脂控制的同时应重视其他危险因素、临床情况的整体评估和综合管理。多重危险因素对ASCVD风险增加存在加权放大效应,同时控制能更好地降低ASCVD风险。ASCOT-LLA研究证实在降压治疗基础上联合阿托伐他汀治疗可进一步使主要终点事件(非致死性心肌梗死和致死性冠心病)显著降低36%、使脑卒中事件显著降低27%。ASCOT Legacy研究长达16年的随访发现,尽管试验干预早已终止,氨氯地平降压治疗组患者脑卒中死亡风险仍然显著下降29%,阿托伐他汀治疗组患者心血管病死亡风险显著降低15%,证实了早期接受氨氯地平和阿托伐他汀联合治疗的高血压患者的长期心血管获益。我国研究预测在2016—2030年,如同时控制血压和血脂,每年可避免100万~165万例AMI、140万~250万例脑卒中和45万~85万例心血管病死亡。CARDS研究证实在降糖治疗的基础上联合阿托伐他汀治疗能显著降低主要终点事件(急性冠心病事件、冠状动脉血管重建或脑卒中)达37%,其中脑卒中事件显著降低达48%。来自我国的大型前瞻性队列研究显示,糖尿病或其前期人群如果具备5项以上理想心血管健康指标,则未来心血管病发病及死亡风险显著降低,与血糖正常人群同等甚至更低风险;而若仅具备1项或均不具备则心血管病风险显著升高。以上充分说明同时综合干预多重危险因素才能更有效地降低心血管病发生风险,对吸烟、血压、HbA_{1c}等非血脂靶点也应予以明确推荐和严格管理。

3.9 糖尿病管理

3.9.1 糖尿病管理的益处

- 单纯严格控制血糖对减少糖尿病患者发生心脑血管疾病及其导致的死亡风险获益有限,特别是病程长、年龄大和伴发心血管病的患者。
- 综合控制多重危险因素可显著降低糖尿病患者心脑血管病变和死亡发生风险。

3.9.2 糖尿病管理的原则

- 早期识别糖尿病、延缓糖尿病的发生。
- 患者教育。
- 生活方式改变，超重、肥胖管理。
- 个体化原则。
- 降低心血管病及其并发症发生风险。

3.9.3 糖尿病管理的流程 糖尿病管理的流程见图 15。

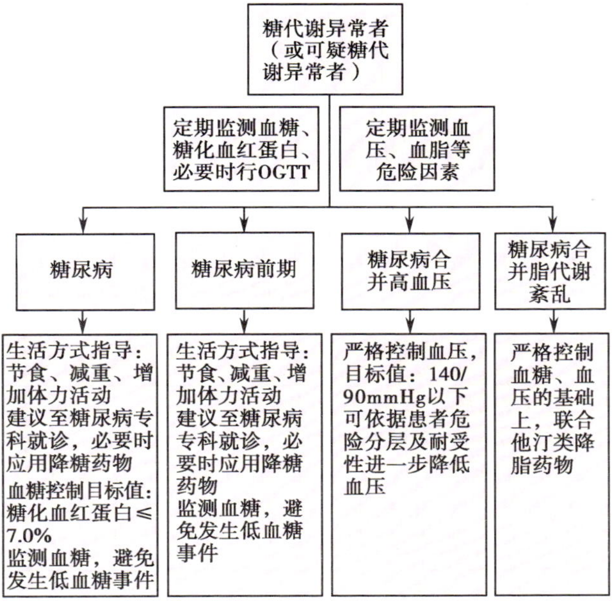

图 15 糖代谢异常患者管理流程

注：OGTT：口服葡萄糖耐量试验。

3.9.4 糖尿病管理的措施

3.9.4.1 筛查对象 成人具有下列任何 1 项及以上危险因素，可被定义为糖尿病高危人群，应进行糖尿病筛查：

（1）年龄≥ 40 岁。

（2）有糖尿病前期（糖耐量减低、空腹血糖受损或二者同时存在）史。

（3）超重（BMI ≥ 24.0kg/m^2）或肥胖（BMI ≥ 28.0kg/m^2）和 / 或中心型肥胖（男性腰围≥ 90cm，女性腰围≥ 85cm）。

(4)静坐生活方式。

(5)2 型糖尿病患者的一级亲属。

(6)有巨大儿(出生体重≥ 4kg)分娩史或妊娠糖尿病病史的女性。

(7)高血压(血压≥ 140/90mmHg)或正在接受降压治疗。

(8)血脂异常或正在接受降脂治疗。

(9)ASCVD 患者。

(10)有一过性类固醇糖尿病病史患者。

(11)多囊卵巢综合征(polycystic ovary syndrome,PCOS)患者或伴有与胰岛素抵抗相关的临床状态(如黑棘皮病等)。

(12)长期接受抗精神病药和/或抗抑郁药和他汀类药物治疗患者。

筛查措施包括空腹血糖、口服葡萄糖耐量试验和 HbA_{1c} 检测等。

3.9.4.2　糖尿病的诊断标准　见表 11。

表 11　糖尿病诊断标准

诊断标准	静脉血浆葡萄糖(mmol/L)
(1)典型糖尿病症状(烦渴、多饮、多尿、多食、不明原因的体重下降)加上随机血糖	≥ 11.1
或(2)空腹血糖	≥ 7.0
或(3)葡萄糖负荷后 2h 血糖	
无典型糖尿病症状者,需改日复查确认	≥ 11.1

注:空腹状态指至少 8h 没有进食热量;随机血糖指不考虑上次用餐时间、一天中任意时间的血糖,不能用来诊断空腹血糖异常或糖耐量异常。因目前我国各地 HbA_{1c} 检测方法未标准化,暂不用作诊断标准;HbA_{1c}:糖化血红蛋白。

3.9.4.3　降糖目标　HbA_{1c} 的高低可客观反映近 2~3 个月内(红细胞寿命 120d)的血糖平均水平和糖代谢的总体情况,临床上将 HbA_{1c} 作为评估长期血糖控制状况的金标准,也是决定是否需要调整治疗方案的重要依据。

标准的 HbA_{1c} 检测方法的正常参考值为 4%~ 6%,建议治疗初期每 3 个月检测 1 次,达到治疗目标后可每 6 个月检测 1 次。

对于患有贫血和血红蛋白异常疾病患者,HbA_{1c} 的检测结果不可靠，可用血糖、糖化血清白蛋白或糖化血清蛋白来评价血糖的控制情况。

(1)对大多数糖尿病患者，HbA_{1c}目标<7.0%。若没有条件检测HbA_{1c}，可监测血糖。一般患者空腹血糖5.0~7.0mmol/L，非空腹血糖<10.0mmol/L(Ⅰ,A)。

(2)对于病程短、预期寿命长、无明显心血管病的糖尿病患者，目标HbA_{1c}<6.5%(Ⅰ,A)。

(3)对病程长，有严重低血糖史、预期寿命短、有显著的微血管或大血管并发症，或有严重合并症的患者，血糖控制目标可以适当放宽，目标HbA_{1c}应控制在7.5%~8.0%。但避免过度放宽标准出现急性高血糖症状或相关并发症(Ⅰ,A)。

3.9.4.4 生活方式干预 生活方式干预是2型糖尿病的基础治疗措施，应贯穿于糖尿病治疗的始终。饮食和运动方式改变可延缓糖尿病前期人群进展为糖尿病(Ⅰ,A)。应当有针对性地筛查心血管病患者中的糖尿病高危人群，尽早实现血糖达标。

(1)饮食干预：对患者进行个体化营养评估，控制总热量摄入，改善血糖控制，降低心血管病发生风险(Ⅰ,A)。

(2)运动：运动可改善血糖控制，减少心血管病危险因素。成人2型糖尿病患者每周至少运动150min(如每周运动5d，每次30min)，中等强度。血糖控制极差，或合并严重心血管病、严重视网膜病变或肾脏病变时，慎重应用运动治疗(Ⅰ,A)。

(3)戒烟限酒：吸烟是心血管病的主要危险因素。戒烟，并减少被动吸烟。不推荐糖尿病患者饮酒(Ⅰ,A)。

(4)限盐：食盐摄入量限制在6g/d以内，钠摄入量不超过2 000mg/d。合并高血压患者更应严格限制钠摄入量。

3.9.4.5 降压治疗 超过60%的2型糖尿病患者合并高血压，糖尿病与高血压并存可使ASCVD发生和发展风险显著增加，也增加了糖尿病患者的病死率。控制高血压可显著降低ASCVD发生和发展风险。糖尿病合并高血压者降压目标应低于130/80mmHg，老年或伴严重冠心病患者可采取相对宽松的目标。

3.9.4.6 调脂治疗 他汀类药物可以降低2型糖尿病患者主要冠状动脉事件发生风险。糖尿病患者推荐降低LDL-C为首要目标，首选他汀类药物，LDL-C目标值：极高危<1.8mmol/L，高危<2.6mmol/L。如果空腹TG≥5.6mmol/L，为预防急性胰腺炎的发生，首先使用贝特类药物降低TG水平，再使用他汀类药物。

不推荐他汀类药物与贝特类药物联合使用。

3.9.4.7 阿司匹林的使用 抗血小板治疗可有效预防ASCVD的发生。对于糖尿病合并ASCVD患者,应常规使用阿司匹林作为二级预防措施,剂量为75~150mg/d;对阿司匹林过敏或不耐受的患者,可替代使用氯吡格雷75mg/d。

3.9.4.8 体重管理 肥胖和超重人群的糖尿病患病率和ASCVD发生风险均显著增加。对超重或肥胖人群,应予生活方式干预,目标是3~6个月减重5%~10%。体重减轻≥5%可以降低2型糖尿病、高血压、冠心病等肥胖相关疾病的发生风险。二甲双胍可减轻体重,胰高血糖素样肽1受体激动剂(glu-cagon-like peptide-1 receptor agonist,GLP-1 RA)、钠-葡萄糖协同转运蛋白2(sodium glucose cotransporter 2,SGLT-2)抑制剂既可减轻体重,又可减少内脏脂肪,可优先考虑使用。米格列醇为新一代α-葡萄糖苷酶抑制剂,可用于降低餐后血糖,同时可减轻体重,显著降低由高糖高脂饮食带来的TG和谷丙转氨酶水平升高,对非酒精性脂肪性肝炎具有改善作用。磺脲类药物、胰岛素、噻唑烷二酮类药物均可导致体重增加,应避免使用。

3.9.4.9 血糖管理

(1)用药原则:对于2型糖尿病合并ASCVD患者,在选择降糖药物时,除了考虑降糖疗效,还应关注心血管安全性问题,优先选择具有心血管获益证据的降糖药物。糖尿病患者早期强化降糖可以降低心肌梗死及死亡发生风险。但年龄较大、糖尿病病程较长或合并ASCVD的2型糖尿病患者,强化降糖治疗并不能显著降低心血管事件发生风险,甚至增加患者死亡。因此,对糖尿病患者血糖应进行个体化管理,以减少微血管并发症及大血管并发症的发生。

(2)药物选择:既往无冠心病病史的2型糖尿病患者,二甲双胍仍然是治疗首选。若无禁忌证,二甲双胍应一直保留在糖尿病治疗方案中。不适合二甲双胍治疗者可选择有心血管保护作用或中性的降糖药物。如单独使用二甲双胍治疗而血糖仍未达标,则可进行二联治疗。若两种药物联合治疗血糖不能达标,可联合第三种药物或联合胰岛素治疗。

对于2型糖尿病合并ASCVD患者,首选具有心血管获益证据的药物。有心血管获益证据的降糖药物有二甲双胍、达格列净、恩格列净、卡格列净、利拉鲁肽、司美鲁肽、度拉糖肽。二甲双胍心血管安全性证据来源于UKPDS研究及其后续随访研究，研究结束后继续随访10年发现，心肌梗死风险下降33%。荟萃分析证实，SGLT-2抑制剂（达格列净、恩格列净、卡格列净）具有明确的心血管保护作用，可预防心衰首次发作，改善心血管结局。

对于合并ASCVD高危或确诊对象的2型糖尿病患者，如果是未治疗的，建议使用SGLT-2抑制剂（达格列净、恩格列净、卡格列净）或有心血管获益证据的GLP-1 RA（利拉鲁肽、司美鲁肽、度拉糖肽）为一线降糖药物；对于已经使用其他降糖药物的患者，无论血糖水平如何，都应该加用SGLT-2抑制剂或GLP-1 RA（Ⅰ，A），不仅能有效控制血糖水平、降低心血管病发生风险，同时不增加体重，低血糖发生风险小。

既不增加也不降低心血管事件发生风险，心血管效应为中性的药物有甘精胰岛素、西格列汀、沙格列汀、阿格列汀、利格列汀、阿卡波糖、艾塞那肽、利司那肽、罗格列酮、吡格列酮。

（3）其他特殊情况

1）心衰：糖尿病是心衰发生的重要危险因素。多项大型糖尿病临床研究发现，糖尿病患者心衰的患病率为4%~30%。一项观察性研究提示，28%的糖尿病患者合并心衰。糖尿病患者合并心衰可增加心衰住院风险和心血管病死亡风险。

对于合并心衰的2型糖尿病患者，选择药物时要避免药物对心衰的潜在不良影响。稳定期的慢性心衰患者可以服用二甲双胍，但急性、病情不稳定患者禁用，以避免乳酸酸中毒的潜在风险。而沙格列汀、吡格列酮和罗格列酮均可增加心衰住院风险，不推荐用于糖尿病合并心衰患者。GLP-1 RA（利拉鲁肽、度拉糖肽、司美鲁肽、利司那肽）不增加心衰患者住院风险。

对于心衰合并2型糖尿病的患者，SGLT-2抑制剂（达格列净、恩格列净、卡格列净）可降低糖尿病患者心衰住院或心血管死亡风险，推荐尽早应用以改善心衰预后。另外，全球首个在HFrEF患者中应用达格列净观察其对心衰风险影响的临床试验（DAPA-HF）结果显示，与安慰剂相比，无论是否合并糖尿病，达格列净均可显著降低心血管死亡或心衰恶化（定义为因心衰入院或因心衰急诊就诊）的风险。所以对于HFrEF患者（无论是否合并糖尿病），推荐在已使用指南推荐剂量血管紧张素转化酶抑制剂（angiotensin converting enzyme inhibitor，ACEI）/血管紧张素Ⅱ受体拮抗剂（angi-otensin Ⅱ receptor blocker，ARB）、β受体阻滞剂及醛固酮受体拮抗剂或达到最大耐受剂量后，纽约心脏病学会（New York Heart Association，NYHA）心功能分级Ⅱ～Ⅳ级、仍有症状的 HFrEF 患者，可加用达格列净，以进一步降低心血管死亡和心衰恶化风险。

2）低血糖：严格的血糖控制会增加低血糖的发生风险，严重低血糖可能与患者死亡风险升高有关。低血糖对心血管系统有显著的不良影响，可诱发心律失常、心肌缺血、认知功能障碍，严重低血糖可导致患者猝死。

磺脲类、格列奈类药物和胰岛素均可引起低血糖。二甲双胍、α-葡萄糖苷酶抑制剂、噻唑烷二酮类药物、二肽基肽酶-4（dipeptidyl peptidase-4，DPP-4）抑制剂、GLP-1 RA 及 SGLT-2 抑制剂单独使用时通常不会导致低血糖。西格列汀和沙格列汀为 DPP-4 抑制剂，通过抑制 DPP-4 而增加体内胰高血糖素样肽 1（glucagon-like peptide-1，GLP-1）水平。GLP-1 以葡萄糖浓度依赖的方式增强胰岛素分泌，抑制胰高血糖素分泌。单独使用 DPP-4 抑制剂不增加低血糖的发生风险，也不增加体重。在接受降糖治疗的患者中，一旦发生低血糖，应迅速补充葡萄糖或含糖食物。严重的低血糖需要根据患者的意识和血糖水平给予相应的治疗和监护。

3）肾功能不全：2 型糖尿病患者合并 CKD 非常多见，CKD 是心血管病的重要危险因素，2 型糖尿病合并 CKD 患者应被列为最高心血管病风险来加强管理。

降糖治疗除胰岛素外，瑞格列奈和利格列汀在 CKD 1~5 期全程均可使用，无需调整剂量。作为 2 型糖尿病控制血糖的首选药物，二甲双胍本身不会影响肾功能，但二甲双胍可能在肾功能不全患者体内蓄积，甚至引起乳酸酸中毒。临床上需根据患者 eGFR 决定是否使用二甲双胍及其用药剂量。eGFR 为 45~59ml/（min·1.73m^2）时，二甲双胍应减量，eGFR<45ml/（min·1.73m^2）时，禁用二甲双胍。蛋白尿并非使用二甲双胍的禁忌。

近年研究证实 SGLT-2 抑制剂和 GLP-1 RA 可延缓 CKD 进展，有肾脏保护作用。CKD 合并 2 型糖尿病，降糖药物首选 SGLT-2 抑制剂（达格列净、卡格列净、恩格列净）或 GLP-1 RA（利拉鲁肽、度拉糖肽、司美鲁肽、利司那肽）。轻度肾功能不全患者无需调整 GLP-1 RA 和 SGLT-2 抑制剂的使用剂量。eGFR 为 45~90ml/（min·1.73m^2）患者，GLP-1 RA 和 SGLT-2 抑制剂均可选用。eGFR<45ml/（min·1.73m^2）患者，慎用 SGLT-2 抑制剂；eGFR<30ml/（min·1.73m^2）患者，禁用 SGLT-2 抑制剂；eGFR 为

15~45ml/(min·1.73m^2)患者,适用 GLP-1 RA。司美鲁肽不受肾功能影响,且无需调整剂量。格列喹酮是一种短效促泌剂,其代谢产物无活性且大部分经粪便排泄,仅 5% 经肾脏排泄,受肾功能影响较小,糖尿病合并 CKD 1~5 期患者宜选择格列喹酮,无需调整剂量。格列喹酮对胰岛 β 细胞具有高度选择性,对心肌细胞、血管平滑肌细胞亲和力弱,低血糖发生风险较低,安全性高。

对于 2 型糖尿病合并 ASCVD 或 CKD 的患者,首选已被证实可以改善心血管和肾脏结局的 GLP-1 RA 或 SGLT-2 抑制剂,及早启动治疗,以降低 ASCVD 和心衰发生风险,延缓肾脏病变的进程,改善患者生存质量,延长患者寿命。

4)其他:糖尿病神经病变为常见并发症,甲钴胺为传统治疗药物。依帕司他在治疗糖尿病神经病变,改善神经病变的症状和神经传导速度等方面的疗效均优于甲钴胺。

3.10 高血压管理

3.10.1 高血压管理的益处

- 改善高血压的控制状况。
- 降低高血压相关靶器官受累风险。
- 显著降低各种类型的高血压患者心脑血管并发症的总发生风险。

3.10.2 高血压管理原则

- 非同日多次测量血压,明确诊断。
- 基于危险分层的管理原则。
- 改善生活方式为基础治疗,适时启动药物治疗。
- 持续控制血压达标。
- 针对能够检出的可逆的心血管病危险因素、靶器官损害及合并的临床疾病进行针对性干预。

3.10.3 初诊高血压管理流程 初诊高血压的管理流程见图 16。

3.10.4 高血压管理措施

3.10.4.1 治疗目标 高血压治疗的根本目标是降低高血压患者心、脑、肾与血管并发症发生和死亡的总风险。鉴于高血压是一种心血管综合征,既往合并其他心血管病危险因素、靶器官损害和临床疾病,应根据高血压患者的血压和总体风险水平,决定给予改善生活方式和降压药物的时机与强度;同时对检出的其他危险因素、靶器官损害和并存的临床疾病进行干预。

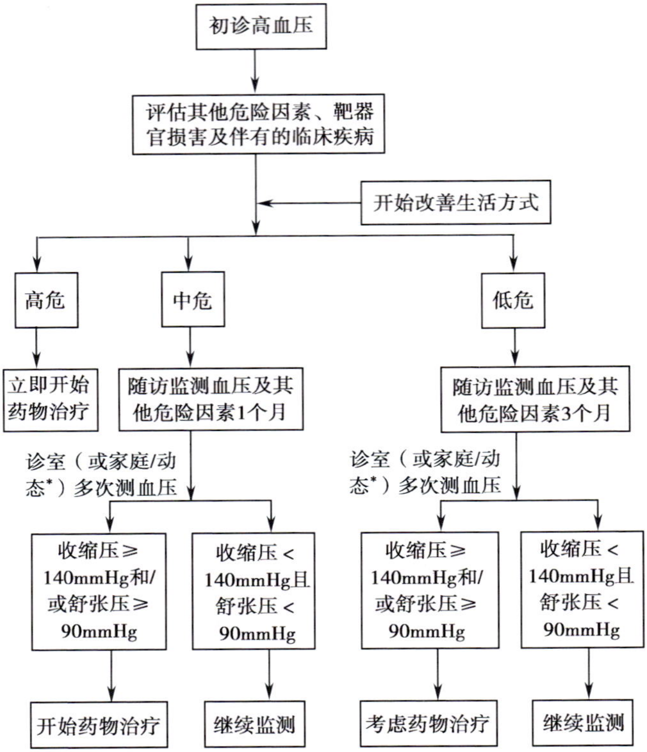

图 16　初诊高血压的管理流程

注：* 家庭血压平均值或动态血压白天平均值较诊室血压低 5mmHg（即家庭或动态血压白天 135/85mmHg 相当于诊室血压 140/90mmHg）。

（1）一般患者血压目标需控制在 140/90mmHg 以下。

（2）在可耐受和可持续的条件下，合并糖尿病、蛋白尿等高危因素的患者血压可控制在 130/80mmHg 以下。

（3）老年高血压患者建议血压 <150/90mmHg。近期的研究亚组分析显示更低的血压目标（SBP<130mmHg）对老年人群有益，应根据合并症、耐受性及坚持治疗的可能因素综合决定。

3.10.4.2　实现降压达标的方式　除高血压急症和亚急症外，对大多数高血压患者而言，应根据病情在 4 周内或 12 周内将血压逐渐降至目标水平。年轻、病程较短的高血压患者，降压速度可稍快；老年人、病程较长，有合并症且耐受性差的患者，降压速度可稍慢。

3.10.4.3 风险评估 对高血压患者进行风险评估,并根据风险评估的水平采取针对性的诊治措施(表12)。

表12 根据心血管总体危险量化估计预后危险度分层表

其他危险因素、靶器官损害和疾病史	血压		
	1级高血压(SBP 140~159mmHg或DBP 90~99mmHg)	2级高血压(SBP 160~179mmHg或DBP 100~109mmHg)	3级高血压(SBP≥180mmHg或DBP≥110mmHg)
无其他危险因素	低危	中危	高危
1~2个危险因素	中危	中危	高危
≥3个危险因素、靶器官损害、并存的临床疾患	高危	高危	高危

注:SBP:收缩压;DBP:舒张压;本基层指南中的高危包含《中国高血压防治指南2010》中的很高危。

3.10.4.4 改善生活方式 生活方式干预在任何时期对任何高血压患者(包括血压正常高值者和需要药物治疗的高血压患者)都是合理、有效的治疗,其目的是降低血压、控制其他危险因素和临床情况。

生活方式干预对降低血压和心血管病风险的作用确切,所有患者都应采用,主要措施包括:①减少钠盐摄入,每人每日食盐摄入量逐步降至<6g,增加钾摄入量。②合理膳食,平衡膳食。③控制体重,使BMI<24.0kg/m^2;腰围:男性<90cm,女性<85cm。④不吸烟,彻底戒烟,避免被动吸烟。⑤不饮酒或限制饮酒。⑥增加运动,中等强度,每周4~7次,每次持续30~60min。⑦减轻精神压力,保持心理平衡。

3.10.4.5 药物治疗

(1)药物治疗原则:①起始剂量,一般患者采用常规剂量。老年人及高龄老年人初始治疗时通常应采用较小的有效治疗剂量。根据需要,可考虑逐渐增加至足剂量。②长效降压药物,优先使用长效降压药物,以有效控制24h血压,更有效预防心脑血管并发症发生。如使用中、短效制剂,则需每天 2~3 次给药，以达到平稳控制血压。③联合治疗，对血压≥ 160/100mmHg、高于目标血压 20/10mmHg 的高危患者，或单药治疗未达标的高血压患者应进行联合降压治疗，包括自由联合或单片复方制剂。血压≥ 140/90mmHg 的患者，也可起始联合治疗。④个体化治疗，根据患者合并症的不同和药物疗效及耐受性，以及患者个人意愿或长期承受能力，选择适合患者个体的降压药物。⑤药物经济学，高血压需终身治疗，需考虑成本 - 效益。

(2) 治疗药物选择：常用降压药物包括钙通道阻滞剂(calcium channel blocker，CCB)、ACEI、ARB、利尿剂和 β 受体阻滞剂五类，以及由上述药物组成的固定配比复方制剂。建议五大类降压药物均可作为初始和维持用药的选择，应根据患者的危险因素、亚临床靶器官损害以及合并临床疾病情况，合理选择降压药物。此外，α 受体阻滞剂或其他种类降压药物有时亦可应用于某些高血压患者。

CCB 为最常用的降压药物，包括硝苯地平、非洛地平、贝尼地平、氨氯地平等。我国完成和参与的 HOT-China、HOT-Plendil、FEVER 等多项大型临床研究显示，应用非洛地平缓释片降压平稳，达标率高，可有效降低脑卒中等心脑血管事件发生率。LEADER 研究表明马来酸左旋氨氯地平可有效减少我国高血压患者的心脑血管复合终点事件，下肢水肿、头痛等不良反应发生率低；其在既往有脑卒中、糖尿病的患者中预防心脑血管事件有更强的倾向性。门冬氨酸氨氯地平是我国自主研发的以氨基酸为酸根的 CCB 类降压药物，治疗原发性高血压显效率为 79.3%，不良反应发生率为 7.7%。硝苯地平缓释片(Ⅰ)在有效降压的同时，对胰岛 β 细胞的分泌功能无明显影响，对糖代谢、血脂水平无不利影响。贝尼地平可阻断 L、N、T 钙离子通道，且具有独特的膜渗透机制，可长效、平稳降压。

常用的 β 受体阻滞剂有阿替洛尔、美托洛尔、比索洛尔、阿罗洛尔等。比索洛尔是 β_1 受体选择性更高的 β 受体阻滞剂，用于高血压、心绞痛的治疗，平稳降压的同时可减慢心率。阿罗洛尔具有 β 受体阻断和适度的 α 受体阻断作用，α 和 β 受体阻断作用的强度之比约为 1∶8，主要适用于轻中度高血压、心绞痛、心动过速和原发性震颤患者。贝凡洛尔可选择性阻断 β_1 受体，亦具有较弱的 α_1 受体阻断作用，无内在拟交感活性，适用于轻度或中度高血压、心绞痛患者。

药物治疗的选择方案见图17，降压药物适应证见表13所示。

表13 不同降压药物的适应证

适应证	CCB	ACEI	ARB	利尿剂	β受体阻滞剂
左心室肥厚	+	+	+	±	±
稳定性冠心病	+	+[a]	+[a]	–	+
心肌梗死后	–[b]	+	+	+[c]	+
心衰	–[d]	+	+	+	+
房颤预防	–	+	+	–	–
脑血管病	+	+	+	+	±
颈动脉内中膜增厚	+	±	±	–	–
蛋白尿/微量白蛋白尿	–	+	+	–	–
肾功能不全	±	+	+	+[e]	–
老年	+	+	+	+	±
糖尿病	±	+	+	±	–
血脂异常	±	+	+	–	–

注：[a]：冠心病二级预防；[b]：对伴心肌梗死病史者可用长效CCB控制高血压；[c]：螺内酯；[d]：氨氯地平和非洛地平可用；[e]：eGFR<30ml/(min·1.73m^2)时应选用袢利尿剂；CCB：钙通道阻滞剂；ACEI：血管紧张素转化酶抑制剂；ARB：血管紧张素Ⅱ受体拮抗剂；eGFR：估算的肾小球滤过率；+：适用；–：证据不足或不适用；±：可能适用。

(3)联合治疗：联合应用降压药物已成为降压治疗的基本方法。为了达到目标血压水平，大部分高血压患者需要使用2种或2种以上降压药物。

我国临床主要推荐应用的优化联合治疗方案是：二氢吡啶类CCB+ARB；二氢吡啶类CCB+ACEI；ARB+噻嗪类利尿剂；ACEI+噻嗪类利尿剂；二氢吡啶类CCB+噻嗪类利尿剂；二氢吡啶类CCB+β受体阻滞剂。

可以考虑使用的联合治疗方案是：利尿剂+β受体阻滞剂；α受体阻滞剂+β受体阻滞剂；二氢吡啶类CCB+保钾利尿剂；噻嗪类利尿剂+保钾利尿剂。

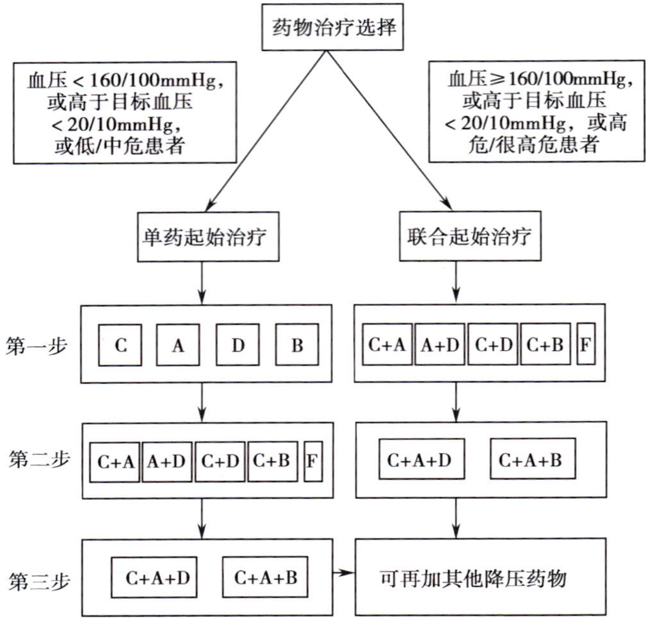

图 17 药物治疗的选择方案

注：C：二氢吡啶类钙通道阻滞剂；A：血管紧张素转化酶抑制剂或血管紧张素Ⅱ受体拮抗剂；D：噻嗪类利尿剂；B：β 受体阻滞剂；F：固定复方制剂。

不常规推荐但必要时可慎用的联合治疗方案是：ACEI+β受体阻滞剂；ARB+β 受体阻滞剂；ACEI+ARB；中枢作用药+β受体阻滞剂。

多种药物的合用：①三药联合方案：在上述两药联合方案中加上另一种降压药物即构成三药联合方案，其中二氢吡啶类CCB+ACEI（或 ARB）+噻嗪类利尿剂组成的三药联合方案最为常用。②四药联合方案：主要适用于难治性高血压患者，可以在上述三药联合基础上加用第 4 种降压药物如 β 受体阻滞剂、αβ 受体阻滞剂、醛固酮受体拮抗剂、氨苯蝶啶、可乐定或 α 受体阻滞剂等。

（4）单片复方制剂：单片复方制剂是常用的一组高血压联合治疗药物。通常由两种或两种以上不同作用机制的降压药物组成。与随机组方的降压联合治疗相比，其优点是使用方便，可改善治疗的依从性及疗效，是联合治疗的新趋势。应用时注意其相应组成成分的禁忌证或可能的不良反应。

我国传统单片复方制剂包括复方利血平氨苯蝶啶片(北京降压0号)、复方利血平片(复方降压片)等,以利血平、氢氯噻嗪、盐酸双肼屈嗪或可乐定为主要成分。复方利血平氨苯蝶啶片作为国产创新药物,具有长效降压的作用,达标率高,在基层广泛使用。

新型单片复方制剂一般由两种不同作用机制的药物组成,使用方便,可改善患者依从性。ACCOMPLISH研究显示氨氯地平贝那普利相对于氢氯噻嗪贝那普利可以使心血管事件发生风险降低20%,具有远期的靶器官保护获益。氯沙坦钾氢氯噻嗪是首个经美国食品药品监督管理局批准用于降压治疗的ARB/氢氯噻嗪固定复方制剂,可有效逆转左心室肥厚并降低心血管首要复合终点风险。尼群洛尔是由尼群地平与阿替洛尔组成的低剂量长效固定复方制剂,为国家一类抗高血压新药。通过CCB和β受体阻滞剂的协同降压互补机制,平稳控制心率和血压,有效保护靶器官。可作为轻中度高血压及合并心率加快患者的初始联合治疗方案。兼具降压和调脂作用的氨氯地平阿托伐他汀钙片,有利于血压和LDL-C双重达标,降低心血管不良事件发生率。

3.10.5 高血压合并临床疾病的管理建议 对于多种合并症人群,特别是虚弱的患者,建议血压目标维持在SBP 130~150mmHg,避免更低的血压目标(表14)。

表14 有合并症的高血压患者治疗流程

患者特诊	第一步	第二步	第三步
高血压合并心肌梗死	A+B	A+B+C或A+B+D	转诊或A+B+C+D
高血压合并心绞痛	B或A或C	B+C或B+A或A+C	B+C+A或B+C+D
高血压合并心衰	A+B	A+B+D	转诊或A+B+D+C
高血压合并脑卒中	C或A或D	C+A或C+D或A+D	C+A+D
高血压合并糖尿病或慢性肾脏病	A	A+C或A+D	A+C+D

注:A:血管紧张素转化酶抑制剂或血管紧张素Ⅱ受体拮抗剂;B:β受体阻滞剂;C:二氢吡啶类钙通道阻滞剂;D:噻嗪类利尿剂。

3.10.5.1 高血压合并房颤 高血压是房颤的重要危险因素。由于节律不齐，房颤患者血压测量易出现误差，建议采用三次测量的平均值。有条件的情况下，可以使用能够监测房颤的电子血压计。

高血压和房颤共同的重要并发症是脑卒中。所有合并非瓣膜病房颤的高血压患者都应根据 $CHADS_2$ 或 CHA_2DS_2-VASc 评分进行血栓栓塞的风险评估，并进行出血风险的评估（表 15）。

表 15 CHA_2DS_2-VASc 评分

危险因素	分值（分）
充血性心衰	1
高血压	1
年龄≥ 75 岁	2
糖尿病	1
既往脑卒中 /TIA/ 血栓栓塞	2
血管疾病（既往心肌梗死、外周血管疾病、主动脉斑块）	1
年龄 65~74 岁	1
女性	1
总分值	9

注：TIA：短暂性脑缺血发作。

在国际标准化比值（international normalized ratio，INR）指导下使用口服抗凝药物华法林，将 INR 控制在 2.0~3.0。与华法林比较，新型口服抗凝药物在非瓣膜病房颤患者预防脑卒中和体循环栓塞方面取得了非劣效或优效的结果，出血并发症不多于或少于华法林，所有药物均明显减少颅内出血。有症状的房颤患者，应按现行指南进行心室率或节律控制。

3.10.5.2 老年高血压 改善生活方式同样适合老年高血压患者。药物治疗的起始血压水平：65~79 岁老年人，如血压≥150/90mmHg，应开始药物治疗；血压≥140/90mmHg 时可考虑药物治疗。≥80 岁的老年人，SBP≥160mmHg 时开始药物治疗。

降压的目标值：老年高血压治疗的主要目标是 SBP 达标，共病和衰弱症患者应综合评估后，个体化确定血压起始治疗水平和治疗目标值。65~79 岁的老年人，第一步应将血压降至

<150/90mmHg；如能耐受，目标血压 <140/90mmHg。≥80 岁的老年人应将血压降至 <150/90mmHg；如患者 SBP<130mmHg 且耐受良好，可继续治疗而不必回调血压水平。双侧颈动脉狭窄 >75% 时，中枢血流灌注压下降，过度降压可能增加脑缺血发生风险，降压治疗应以避免出现脑缺血症状为原则，宜适当放宽血压目标值。衰弱的高龄老年人降压应注意监测血压，降压速度不宜过快，降压水平不宜过低。

老年高血压药物治疗选择：推荐利尿剂、CCB、ACEI 或 ARB，均可作为初始或联合药物治疗。应从小剂量开始，逐渐增加至最大剂量。无并存疾病的老年高血压患者不宜首选 β 受体阻滞剂。利尿剂可能降低糖耐量，诱发低血钾、高尿酸和血脂异常，需小剂量使用。α 受体阻滞剂可作为伴良性前列腺增生或难治性高血压患者的辅助用药，但高龄老年人以及有体位血压变化的老年人使用时应注意体位性低血压。老年高血压常与多种疾病如冠心病、心衰、脑血管疾病、肾功能不全、糖尿病等并存，使治疗难度增加。

老年单纯收缩期高血压的药物治疗：DBP< 60mmHg 的患者如 SBP<150mmHg，可不用药物；如 SBP 为 150~179mmHg，可用小剂量降压药物；如 SBP≥180mmHg，需用降压药物，用药中应密切观察血压变化和不良反应。

3.10.5.3 高血压合并脑卒中 急性脑出血的降压治疗：SBP>220mmHg 时，应积极使用静脉降压药物降低血压。SBP>180mmHg 时，可使用静脉降压药物控制血压，160/90mmHg 可作为参考的降压目标值。

病情稳定的脑卒中患者，降压目标应达到 < 140/90mmHg。颅内大动脉粥样硬化性狭窄（狭窄率 70%~99%）导致的缺血性脑卒中或 TIA 患者，推荐血压 <140/90mmHg。低血流动力学因素导致的脑卒中或 TIA，应权衡降压速度与幅度对患者耐受性及血流动力学的影响。降压药物种类和剂量的选择以及降压目标值应个体化，综合考虑药物、脑卒中特点和患者三方面的因素。

急性缺血性脑卒中准备溶栓者血压应控制在 <180/110mmHg。缺血性脑卒中后 24h 内血压升高的患者应谨慎处理，应先处理紧张焦虑、疼痛、恶心呕吐及颅内压升高等情况。血压持续升高，SBP≥200mmHg 或 DBP≥110mmHg，或伴有严重心功能不全、主动脉夹层、高血压脑病的患者，可予降压治疗。选

用拉贝洛尔、尼卡地平等静脉药物，避免使用引起血压急剧下降的药物。

急性脑出血的降压治疗：应先综合评估患者的血压，分析血压升高的原因，再根据血压情况决定是否进行降压治疗。SBP>220mmHg，应积极使用静脉降压药物降低血压；SBP>180mmHg，可使用静脉降压药物控制血压，160/90mmHg可作为参考的降压目标值。早期积极降压是安全的，但改善预后的有效性仍有待进一步验证。在降压治疗期间应严密观察血压变化，每隔5~15min监测1次血压。

3.10.5.4 高血压伴冠心病

(1) 降压治疗的目标水平：推荐<140/90mmHg作为合并冠心病的高血压患者的降压目标，如能耐受，可降至<130/80mmHg，应注意DBP不宜降至60mmHg以下。高龄、存在冠状动脉严重狭窄病变的患者，血压不宜过低。

(2) 稳定型心绞痛的降压药物选择：β受体阻滞剂、CCB可以降低心肌氧耗量，减少心绞痛发作，应作为首选。如血压控制不理想，可以联合使用ACEI/ARB及利尿剂。

(3) 非ST段抬高型急性冠脉综合征（non-ST-segment elevation acute coronary syndrome，NSTE-ACS）的降压药物选择：恶化劳力型心绞痛患者仍以β受体阻滞剂、CCB作为首选，血压控制不理想时，可联合使用肾素-血管紧张素系统（renin-angiotensin system，RAS）阻滞剂以及利尿剂。另外，当考虑血管痉挛因素存在时，应注意避免使用大剂量的β受体阻滞剂，因有可能诱发冠状动脉痉挛。

(4) 急性ST段抬高型心肌梗死（ST-segment elevation myocardial infarction，STEMI）的降压药物选择：β受体阻滞剂和RAS阻滞剂在心肌梗死后长期服用作为二级预防可以明显改善患者的远期预后，没有禁忌证者应尽早使用。血压控制不理想时可以联合使用CCB及利尿剂。

3.10.5.5 高血压合并心衰

(1) 降压目标：推荐的降压目标为<130/80mmHg，但这一推荐尚缺乏随机对照试验证据支持。高血压合并左心室肥厚但尚未出现心衰的患者，可先将血压降至<140/90mmHg，如患者能良好耐受，可进一步降至<130/80mmHg，有利于预防心衰的发生。

(2) 高血压合并慢性HFrEF：首先推荐应用ACEI（不能耐受

者可使用 ARB)、β 受体阻滞剂和醛固酮受体拮抗剂。这 3 种药物的联合应用也是 HFrEF 治疗的基本方案,可以降低患者的死亡率,改善预后,又具有良好的降压作用。多数此类心衰患者需常规应用袢利尿剂或噻嗪类利尿剂,也有良好的降压作用。如仍未能控制高血压,推荐应用氨氯地平、非洛地平。

(3) 高血压合并 HFpEF:HFpEF 的病因大多为高血压,在心衰症状出现后仍可伴高血压。上述 3 种药物并不能降低此类患者的死亡率和改善预后,但用于降压治疗仍值得推荐,也是安全的。如仍未能控制高血压,推荐应用氨氯地平、非洛地平。不推荐应用 α 受体阻滞剂、中枢降压药物(如莫索尼定)。有负性肌力效应的 CCB 如地尔硫䓬和维拉帕米不能用于 HFrEF,但对于 HFpEF 患者,仍可能是安全的。

3.10.5.6 高血压伴肾脏疾病

(1) CKD 患者的降压目标:CKD 合并高血压患者 SBP≥140mmHg 或 DBP≥90mmHg 时开始启动药物降压治疗。降压治疗的靶目标在白蛋白尿 <30mg/d 时为 <140/90mmHg,在白蛋白尿 30~300mg/d 或更高时为 <130/80mmHg,60 岁以上患者可适当放宽降压目标。

蛋白尿是 CKD 患者肾功能减退及心血管病和心血管病死亡的危险因素,本指南对存在蛋白尿的患者推荐更严格的 130/80mmHg 的降压目标。

(2) CKD 患者的降压药物应用原则:ACEI/ARB、CCB、α 受体阻滞剂、β 受体阻滞剂、利尿剂均可以作为初始选择药物。

ACEI/ARB 不但具有降压作用,还能降低蛋白尿水平,延缓肾功能减退,改善 CKD 患者预后。初始降压治疗应包括 1 种 ACEI 或 ARB,单独或联合其他降压药物,但不建议 ACEI 或 ARB 类药物联合应用。用药后血肌酐较基础值升高 <30% 时仍可谨慎使用,超过 30% 时需考虑减量或停药。

二氢吡啶类和非二氢吡啶类 CCB 均可应用,其肾脏保护功能主要依赖其降压作用。具有膜渗透和三通道阻滞机制的长效 CCB 贝尼地平有降压和肾脏保护作用,可用于治疗高血压合并 CKD、盐敏感性高血压等。

eGFR>30ml/(min·1.73m^2)(CKD 1~3 期)的患者,噻嗪类利尿剂有效;eGFR<30ml/(min·1.73m^2)(CKD 4~5 期)的患者可用袢利尿剂。利尿剂应低剂量,利尿过快可导致血容量不足,出现低血压或 GFR 下降。醛固酮受体拮抗剂与 ACEI 或 ARB

联用可能加速肾功能恶化，增加高钾血症的发生风险。

β 受体阻滞剂可以对抗交感神经系统的过度激活而发挥降压作用，α、β 受体阻滞剂具有心肾保护作用，可用于不同时期 CKD 患者的降压治疗。

其他降压药物，如 α_1 受体阻滞剂、中枢 α 受体激动剂，均可酌情与其他降压药物联用。

3.10.5.7 高血压合并糖尿病

(1) 降压治疗的目标：糖尿病合并高血压患者 SBP 每下降 10mmHg，糖尿病相关的任何并发症风险下降 12%，死亡风险下降 15%。终点事件发生率最低组的 DBP 为 82.6mmHg。建议糖尿病患者的降压目标为 130/80mmHg，老年或伴严重冠心病患者，宜采取更宽松的降压目标值（140/90mmHg）。

(2) 药物的选择和应用：SBP 130~139mmHg 或 DBP 80~89mmHg 的糖尿病患者，可进行不超过 3 个月的非药物治疗。如血压不能达标，应采用药物治疗。血压 ≥140/90mmHg 的患者，应在非药物治疗基础上立即开始药物治疗。伴微量白蛋白尿的患者应立即使用药物治疗。首先考虑使用 ACEI 或 ARB；如需联合用药，应以 ACEI 或 ARB 为基础，加用利尿剂或二氢吡啶类 CCB，合并心绞痛可加用 β 受体阻滞剂。糖尿病合并高尿酸血症的患者慎用利尿剂。反复低血糖发作者，慎用 β 受体阻滞剂，以免掩盖低血糖症状。如需应用利尿剂和 β 受体阻滞剂时宜小剂量使用。有前列腺增生且血压控制不佳的患者可使用 α 受体阻滞剂。α、β 受体阻滞剂能够增加胰岛素敏感性，对糖脂代谢无不良影响。

3.10.5.8 代谢综合征

(1) 诊断标准：具备以下 3 项及以上即可作出诊断，①中心型肥胖：男性腰围 ≥ 90cm，女性腰围 ≥ 85cm；②血压升高：血压 ≥ 130/85mmHg 和 / 或已确诊为高血压并治疗者；③血脂异常：空腹 TG ≥ 1.7mmol/L，空腹 HDL-C<1.04mmol/L，或确诊血脂异常并药物治疗者；④高血糖：空腹血糖 ≥ 6.1mmol/L 或糖负荷后 2h 血糖 ≥ 7.8mmol/L，和 / 或已确诊为糖尿病并治疗者。

(2) 治疗原则和方法：①治疗原则和风险。本病治疗原则为早期干预，综合达标，以降低心血管病发生风险及预防心、脑、肾等靶器官损害。②生活方式干预。健康膳食和合理运动甚为重要且有效。国内社区人群研究显示，适当增加运动可降低代谢综合征发生风险 10%~20%。③降压药物的应用。推荐 ACEI

和 ARB 优先应用，尤其适用于伴糖尿病或肥胖患者；也可应用二氢吡啶类 CCB；伴心功能不全及冠心病者，可应用噻嗪类利尿剂和 β 受体阻滞剂。

(3) 合并多种心血管病危险因素的治疗：高血压患者往往合并多重心血管病危险因素、靶器官损害和并存的临床疾病。既往临床研究入选的患者均设定严格且针对性的入选条件，存在多种合并疾病、依从性差和不易随访的患者多为研究的排除对象。即使研究中入选了这些患者，往往因为样本量不足而无法得出明确结论，因此对于合并多种疾病的患者，应根据患者个体的基本状况和就诊的主要疾病情况，参照本指南针对一般患者和两病共存的情况进行管理，着重注意避免不可耐受的不良反应的发生，从而导致治疗中止。因此，对于有多种合并症的患者，在可耐受的情况下，将血压、心率及其他可改变的危险因素控制在接近循证目标是一种合理的选择。同时应避免多重药物的应用而导致药物之间的相互作用，增加药物相关的不良反应。中药制剂适应证广泛，如松龄血脉康胶囊、银杏叶片 / 滴丸，临床研究显示其对改善血压和血脂水平、缓解症状有一定的作用，可考虑用于合并代谢综合征的患者。

4 疾病干预

4.1 冠心病

4.1.1 概述

冠心病是指动脉粥样硬化斑块在冠状动脉内壁沉积，导致管腔狭窄或阻塞，引起心肌缺血缺氧的病理进程。目前我国冠心病患者已达1 100万，且在未来的10年内，冠心病的患病率和死亡率仍呈上升趋势。冠心病是多重危险因素综合作用的结果，包括高血压、糖尿病、血脂紊乱、吸烟、饮酒、中心型肥胖、果蔬摄入不足、体力活动缺乏、心理社会压力大等。

4.1.2 诊断与分类

4.1.2.1 诊断

(1) ACS的诊断，①症状：劳累或情绪激动诱发的胸骨后压榨样疼痛、呼吸困难；②心电图表现：ST段抬高、压低、新出现的束支传导阻滞、T波及Q波的动态演变；③生物标志物：肌钙蛋白水平升高超过正常上限。

(2) CCS的识别，①基础疾病：高血压、糖尿病、高脂血症、吸烟、肥胖等；②症状：典型的活动时胸骨后疼痛，应用硝酸酯类药物可缓解；③基本检查：心电图、运动负荷心电图、冠状动脉计算机体层摄影血管造影等；④男性及中年、老年患者发病率更高。

4.1.2.2 分类 冠心病常表现为慢性、进展性过程，依据临床特点，可将其分为ACS和CCS（图18）。

4.1.3 治疗

治疗原则是识别ACS并尽快进行转诊，综合管理CCS；治疗目标是减少心血管不良事件的发生、维持长期稳定状态、延长患者生存时间。

4.1.3.1 ACS的诊疗流程（图19）

(1) 识别：胸痛就诊的患者，10min内迅速完善并判读12导联心电图有无ST段改变（Ⅰ,B），必要时加做V_{3R}、V_{4R}、V_7~V_9导联；监测肌钙蛋白作为早期诊断工具，但不应因等待结果而延误转诊。

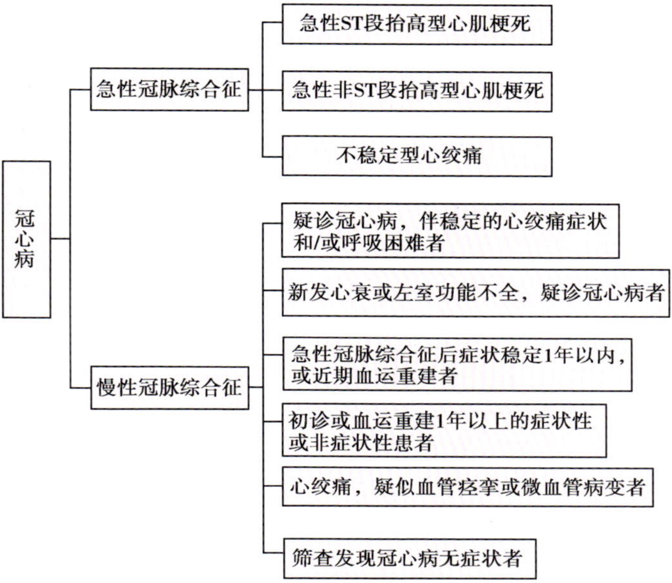

图 18　冠心病的分类

(2)监测：应用具备除颤功能的心电监测仪，监测心电、血压、血氧饱和度。

(3)给药：高度疑诊 ACS 者，立即加用负荷剂量抗血小板药物：嚼服阿司匹林 300mg(Ⅰ,A)，口服替格瑞洛 180mg 联合治疗，包括已使用氯吡格雷治疗的患者(Ⅰ,B)，或应用氯吡格雷 300mg。

(4)转诊：①疑诊 STEMI 者，预计 120min 内可转至经皮冠状动脉介入治疗(percutaneous coronary intervention，PCI)中心并完成血管再通治疗时，联系就近 PCI 中心启动心导管室，并于 30min 内将患者转出行直接 PCI(Ⅰ,B)。预计 120min 内无法完成再灌注治疗时，应在首次医疗接触(first medical contact，FMC) 30min 内开始溶栓，并在溶栓后 60~90min 内判定溶栓结果，决定后续治疗方案(Ⅰ,A)；若无溶栓资质，应联系 PCI 中心，并在 FMC 30min 内于转运救护车上开始溶栓治疗(Ⅰ,A)。②疑诊 NSTE-ACS 及不能明确者，应减少延迟，尽快转至 PCI 中心，由 PCI 中心进行风险评估并制订治疗策略。

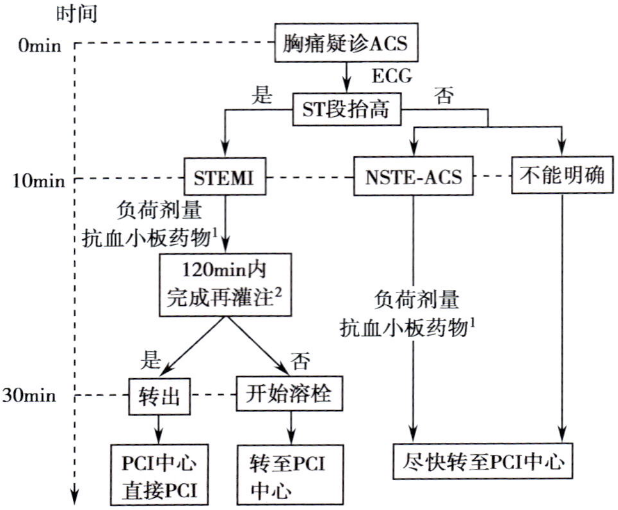

图 19　ACS 急救流程

注：ACS：急性冠脉综合征；ECG：心电图；STEMI：ST 段抬高型心肌梗死；NSTE-ACS：非 ST 段抬高型急性冠脉综合征；PCI：经皮冠状动脉介入治疗；[1] 负荷剂量抗血小板药物为 300mg 阿司匹林 +300mg 氯吡格雷或 300mg 阿司匹林 +180mg 替格瑞洛；[2] 完成再灌注为导丝通过梗死相关血管。

4.1.3.2　CCS 的治疗

4.1.3.2.1　生活方式改善　建议患者戒烟、限酒、限盐、合理膳食、控制体重、适度锻炼、改善不良情绪。具体指导可参照相关章节。

4.1.3.2.2　药物治疗

(1) 预防心血管不良事件药物：①抗血小板药物，包括阿司匹林和 $P2Y_{12}$ 受体拮抗剂。氯吡格雷是国内最常使用的口服 $P2Y_{12}$ 受体拮抗剂，具有抗血栓作用强、起效快速、不增加出血风险等特性。目前也已经有通过美国食品药品监督管理局认证的产品。推荐 CCS 患者长期口服阿司匹林 75~100mg，1 次 /d（Ⅰ，A），不能耐受者可应用氯吡格雷 75mg，1 次 /d（Ⅰ，B）；对于血运重建患者，术后 6 个月内联用氯吡格雷 75mg，1 次 /d，即双联抗血小板治疗（dual antiplatelet therapy，DAPT），其中 ACS 血运重建应延长 DAPT 至 12 个月（Ⅰ，A）。②调脂药物，冠心病患者作为心血管病风险极高危人群，LDL-C 靶目标为 1.4mmol/L 以下，且较基线水平降低 50% 以上。首选他汀类药物（Ⅰ,A），控制不佳时应联用依折麦布（Ⅰ,B），若 LDL-C 仍未达标，应加用 PCSK9 抑制剂（Ⅰ,A）。③ ACEI 或 ARB，合并心衰、高血压、糖尿病、CKD（血肌酐 >3mg/ml 时慎用）可长期应用（Ⅰ,A）。④ β 受体阻滞剂，合并心衰时推荐使用（Ⅰ,A）。

（2）缓解症状药物：对有症状的患者，可联用一种或多种缓解症状药物（Ⅰ,C）；首选 β 受体阻滞剂和 / 或 CCB（Ⅰ,A），不能耐受或效果不佳时可用长效硝酸酯类药物、雷诺嗪、曲美他嗪、尼可地尔、伊伐布雷定等二线药物（Ⅱa,B）。单硝酸异山梨酯缓释片采用偏心释放的独特缓释技术，有效避免耐药，减少头痛发生，服药 1h 内即可有效缓解心绞痛，且血药浓度不受食物和年龄的影响。

中成药在改善 CCS 症状方面也有一定疗效。在常规用药基础上加用冠心舒通胶囊能明显减少心绞痛发作次数和硝酸甘油的使用，改善患者生活质量。宽胸气雾剂、愈心痛胶囊可缓解心绞痛，减少心绞痛发作次数，增加患者运动耐量。丹参川芎嗪注射液对心肌缺血、脑缺血、再灌注损伤均具有改善作用，仍需要进一步研究。麝香通心滴丸、银丹心泰滴丸、银盏心脉滴丸具有改善心肌缺血、减少心绞痛发作的作用。理气活血滴丸对稳定型心绞痛有一定作用，可单独或长期联合用药。冠心静可缓解心绞痛症状，改善情绪。亦可使用脉络通、参芍胶囊等改善症状。

4.1.3.2.3　血运重建　规范药物方案的同时，血运重建可作为治疗策略的重要补充。血运重建的决策需结合患者危险因素、心肌缺血证据、心功能等因素，综合考虑患者风险和获益后确定。

4.1.3.3　共病的治疗　冠心病患者常合并多种疾病，综合把握患者临床情况、提供个体化的治疗，是基层医生工作的重心（图 20）。

4.1.3.3.1　心源性疾病

（1）合并高血压：高血压是心血管病的重要危险因素，SBP 每降低 10mmHg，冠心病风险可降低 17%。

推荐：① SBP 控制在 120~130mmHg（Ⅰ,A）；②症状性心绞痛患者，应用 β 受体阻滞剂和 CCB 类降压药物（Ⅰ,A）；③心肌梗死后患者，应用 β 受体阻滞剂和 ACEI/ARB 以预防心血管不良事件（Ⅰ,A）。

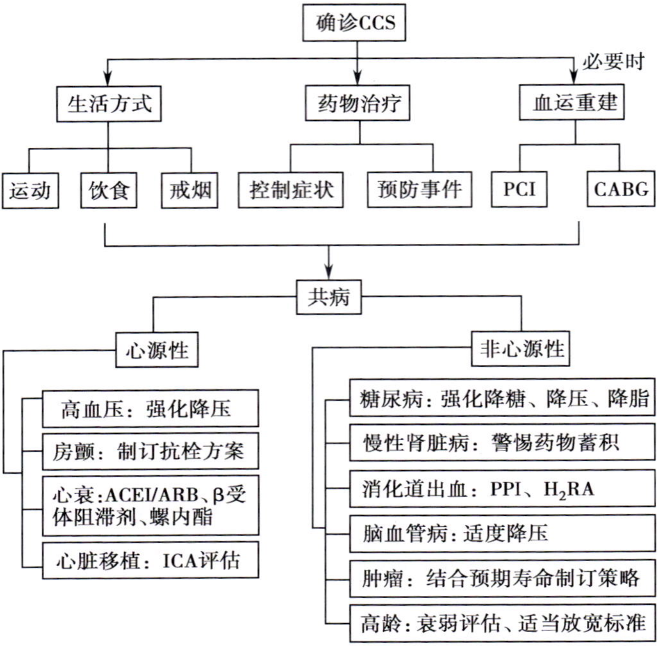

图 20　CCS 治疗流程

注：CCS：慢性冠脉综合征；PCI：经皮冠状动脉介入治疗；CABG：冠状动脉旁路移植术；ACEI：血管紧张素转化酶抑制剂；ARB：血管紧张素Ⅱ受体拮抗剂；ICA：冠状动脉造影；PPI：质子泵抑制剂；H_2RA：组胺 2 受体拮抗剂。

(2) 合并房颤：房颤是冠心病的常见合并症，相较于抗血小板治疗，抗凝治疗可降低冠心病合并房颤患者缺血性脑卒中及其他缺血性事件的发生率。

推荐：①如无禁忌，优先选择非维生素 K 受体拮抗剂利伐沙班作为起始治疗并长期维持（Ⅰ,A）；应用维生素 K 受体拮抗剂华法林的患者，应将 INR 控制在 2.0~2.5（Ⅰ,A）。②对于血运重建后患者，长期非维生素 K 受体拮抗剂单药抗凝治疗效果优于维生素 K 受体拮抗剂联合阿司匹林（Ⅰ,A）。③对于血栓风险极高而出血风险较低的患者，可应用抗凝联合抗血小板药物进行抗栓治疗（Ⅱb,B）。

(3) 合并心衰：高血压、冠心病是心衰的主要病因。

推荐:①如无禁忌,早期并长期应用 ACEI/ARB、β 受体阻滞剂及醛固酮受体拮抗剂(Ⅰ,A),以发挥良好的器官保护和心血管不良事件预防作用。②沙库巴曲缬沙坦可替代 ACEI,进一步降低心衰住院和死亡风险(Ⅰ,B)。

(4)心脏移植术后:心脏移植术后 5 年内,每年行冠状动脉造影以评估冠状动脉情况,如 5 年内未见明确病变,可放宽至每 2 年检查 1 次(Ⅰ,C)。

4.1.3.3.2 心外疾病

(1)合并糖尿病

推荐:①控制血压、血脂、HbA_{1c} 等危险因素(Ⅰ,A)。其中,控制 SBP 为 120~130mmHg,DBP 为 70~80mmHg;LDL-C<1.4mmol/L;HbA_{1c}<7%。② SGLT-2 抑制剂(达格列净、恩格列净、卡格列净)及有心血管获益证据的 GLP-1 RA,可有效降低心血管不良事件发生风险(Ⅰ,A)。达格列净在减少主要心血管不良事件的同时还可降低患者的心血管死亡、心衰住院及再梗死风险,应在二甲双胍治疗基础上优先联合应用(Ⅰ,B)。

(2)合并 CKD:我国成人 CKD 总患病率为 10.8%,CKD 为冠心病常见合并症,且心血管死亡率与 GFR 降低程度呈线性关系。

推荐:①避免肾损伤药物,根据肾功能调整药物剂量,警惕药物蓄积(Ⅰ,C);②警惕造影剂肾病(Ⅰ,B)。

(3)合并消化道出血:抗栓药物可通过局部作用及全身机制阻碍消化道黏膜修复,从而导致消化道损伤。消化道出血是冠心病患者抗栓治疗的常见并发症,也是冠心病患者死亡的独立危险因素。年龄≥ 65 岁、应用糖皮质激素、消化不良或胃食管反流病,以上 3 条中有 2 条及以上者考虑为消化道出血高危人群。

推荐:①高危患者在抗栓治疗的同时应用质子泵抑制剂(proton pump inhibitor,PPI)(Ⅰ,A),预防和治疗 DAPT 引起的消化道出血,选择对肝酶 CYP2C19 抑制强度小的药物与氯吡格雷联用更安全,如雷贝拉唑、艾普拉唑;② CCS 患者出现活动性出血时,应停用抗血小板药物至症状稳定;③ ACS、支架术后 6 个月内患者,其治疗需经多学科商讨评估确定,可考虑在消化道出血情况稳定后 1 周内恢复抗栓治疗。

(4)合并缺血性脑血管病

推荐:① SBP 控制在 130~140mmHg,平衡心脏负荷和脑血流灌注;②有条件可转诊行溶栓、介入治疗改善脑循环,可接受抗血小板(阿司匹林、氯吡格雷)治疗及加用其他改善脑循环药物;一些具有改善微循环功能的中成药,如脑心通胶囊、银杏达莫注射液也可考虑;③加强肢体康复和心理疏导。

(5)合并肿瘤

推荐:①结合预期寿命制订治疗策略(Ⅰ,C);②活动性肿瘤患者不推荐积极的血运重建(Ⅰ,C);③警惕放射性损伤、化疗药物等心脏毒性及免疫疗法的心脏损伤。

(6)高龄患者:至2017年末,我国≥80岁及以上人口(已达2 600)万人,占总人口的1.8%。高龄患者普遍合并症多、依从性差、认知能力弱。

推荐:①高龄患者循证医学证据少,临床实践中应综合考虑高龄患者的特点,提供个体化治疗,可适当放宽指标;②警惕药物过量、自行停药、药品漏服/错服等现象。

4.1.4 心脏康复

以躯体锻炼为基础的心脏康复,可显著降低冠心病患者的心血管死亡率和住院率。心脏康复及健康管理的五大处方包括:心理、运动、戒烟、营养和药物,其中前四部分可参见本指南第三章相关章节,本章节具体就血运重建后药物治疗进行介绍。

4.1.4.1 药物处方 血运重建后患者应长期坚持服用预防心血管不良事件的药物,依据症状应用缓解心肌缺血的药物,具体用药见图21。

4.1.4.2 患者教育 强调规范、长期治疗带来的心血管获益,包括维持心脏功能,减少心血管不良事件,降低住院率、再次血运重建率及延长寿命等。

告知患者监测常见药物不良反应,抗血小板药物带来出血风险;他汀类药物可能导致肝脏损伤和肌痛;ACEI可能导致干咳;CCB可能导致踝部水肿;β受体阻滞剂导致心率减慢等。

4.1.5 随访管理

以科室为单位,以医护为基本单位建立随访系统。随访频次依据患者病情判定,病情相对平稳者1~3个月进行随访,病情控制不佳者2周内进行随访,必要时转诊上级医院。进行体格检查,包括体重、心率、心律、血压等;定期监测血脂、血糖、肝肾功能等实验室指标。记录患者心绞痛发作情况、活动能力、心理状态、饮食习惯、伴随疾病、药物治疗方案。

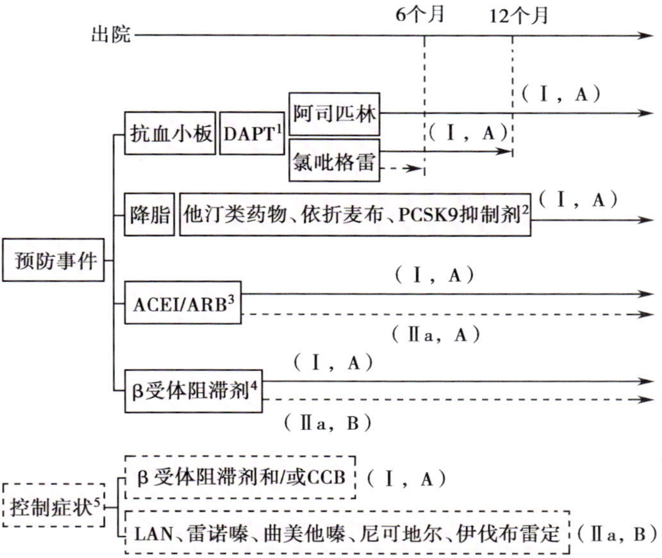

图 21　血运重建后标准药物治疗

注：[1] 血运重建后 DAPT 应用 6 个月，ACS 血运重建延长 DAPT 至 12 个月；[2] 降脂首选他汀类药物，控制不佳时联用依折麦布、PCSK9 抑制剂；[3] 合并心衰、高血压、糖尿病、慢性肾脏病时 ACEI/ARB 推荐等级为Ⅰ, A，反之为Ⅱa, A；[4] 合并心衰时 β 受体阻滞剂推荐等级为Ⅰ, A，反之为Ⅱa, B；[5] 对有症状患者，规范应用预防事件药物的同时，可联用一种或多种缓解症状药物；DAPT：双联抗血小板治疗；ACEI：血管紧张素转化酶抑制剂；ARB：血管紧张素Ⅱ受体拮抗剂；CCB：钙通道阻滞剂；LAN：长效硝酸酯类药物。

4.1.6　预防　冠心病的预防可分为一级预防（无冠心病者预防冠心病发生）和二级预防（冠心病患者预防再发心血管不良事件）。主要预防措施为针对心血管病危险因素的防控，常见的危险因素包括高血压、高脂血症、糖尿病、吸烟、超重与肥胖、缺乏体力活动等，详见本指南“危险因素干预”相关部分。

4.2　脑卒中

4.2.1　概述　脑卒中是由于脑的供血动脉突然堵塞或破裂所导致的急性脑部疾病，具有高发病率、高死亡率和高致残率的特征。脑卒中近年已上升为我国居民第一位死因，为社会、家庭和患者带来沉重负担。针对危险因素进行控制，可预防 90%

的脑卒中。急性期脑卒中患者若能得到及时有效的治疗,可大大降低病死率和致残率。

4.2.2 诊断与分类

4.2.2.1 脑卒中的院前早期识别 脑卒中症状的早期快速识别是促使患者到医院及时就诊的重要前提。脑卒中的症状复杂多样,当患者出现以下症状时应考虑有发生脑卒中的可能:①一侧肢体(伴或不伴面部)无力或麻木;②一侧面部麻木或口角歪斜;③言语不清或理解语言困难;④双眼向一侧凝视;⑤一侧或双眼视物模糊或失明;⑥突发性眩晕伴恶心、呕吐;⑦既往少见的剧烈头痛、呕吐;⑧意识障碍和/或抽搐。

4.2.2.2 诊断

(1)急诊医生需询问患者病史,核实发病时间,进行体格检查和症状评分,并及时送往影像科进行检查。

(2)疑似脑卒中的患者应尽快行CT或MRI检查以明确诊断。明确为缺血性脑卒中的患者应尽早收入卒中单元接受治疗。

(3)突发剧烈头痛伴有脑膜刺激征阳性(颈项强直、抬腿试验、布鲁津斯基征)者,提示有蛛网膜下腔出血的可能,应尽快分诊至神经外科或请求神经介入科会诊,以排除颅内动脉瘤或血管性破裂。

(4)患者一旦确诊为脑出血,应立即分诊至卒中单元或神经重症监护病房,必要时可考虑行微创手术治疗。

4.2.2.3 分类 脑卒中主要分为缺血性脑卒中和出血性脑卒中两大类。缺血性脑卒中包括脑梗死、腔隙性脑梗死;出血性脑卒中包括脑出血和蛛网膜下腔出血。按照解剖学部位,脑梗死又可分为前循环梗死和后循环梗死。脑出血常见的类型可分为高血压性脑出血和脑淀粉样血管病性出血。

4.2.3 脑卒中常规治疗

4.2.3.1 急性期脑卒中治疗 在基层医疗卫生机构,建议将急性期脑卒中患者转诊至上级医疗机构诊治。

(1)转诊指征:①疑似诊断脑卒中患者。②TIA且脑卒中风险较高(即$ABCD^2$评分为4分或以上,见附表5)的患者应接受神经影像学检查,并在症状出现24h内由神经科专科医生进行评估,而脑卒中风险较低的患者也应在1周内进行专科评估。③需要进一步行专科评估、手术或介入治疗的有症状颅内动脉狭窄(≥70%)和无症状颈动脉狭窄(≥50%)。

(2)转诊前处理:①优先利用急诊医疗服务转运(呼叫120

或 999)(Ⅰ,B)。②脑卒中患者需要立即转诊至有溶栓(或取栓)资质的医院。③尽可能维持患者生命体征平稳。

(3) 急性期脑卒中治疗原则:转诊至有卒中单元或有溶栓(或取栓)资质的医院的急性期脑卒中患者,会进入快速绿色通道得到评估、分诊和救治。

经过专业评估后,根据患者不同病因、发病机制、临床类型、发病时间等确定治疗方案,实施以分型、分期为核心的个体化和整体化治疗。

在一般内科支持治疗(血压、血糖、体温、心律和呼吸管理)基础上,可酌情选择改善脑循环、脑保护、抗水肿、降颅压等措施。

在发病 4.5h 的时间窗内,有适应证的缺血性脑卒中患者可行静脉溶栓治疗;发病 6h 内的患者,可行桥接 / 血管内取栓治疗;发病 6~24h 内的患者,可考虑行血管内取栓治疗。

有适应证的出血性脑卒中患者,可行清除血肿的外科治疗。证据显示,收入卒中单元救治的脑卒中患者病死率大大降低。

4.2.3.2 脑卒中后的治疗

(1) 抗血小板治疗:①阿司匹林(50~325mg/d)或氯吡格雷(75mg/d)单药治疗均可作为缺血性脑卒中首选抗血小板药物治疗(Ⅰ,A)。西洛他唑 100mg,2 次 /d,可替代阿司匹林或氯吡格雷。②未接受静脉溶栓治疗的轻型缺血性脑卒中[美国国家卫生研究院卒中量表(National Institute of Health stroke scale,NIHSS)评分≤3 分,见附表 6]及高危 TIA(ABCD^2 评分≥4 分)患者,在发病 24h 内启动 DAPT(阿司匹林 100mg/d 联合氯吡格雷 75mg/d),并持续 21d,后可改为单药氯吡格雷 75mg/d,能显著降低 90d 脑卒中复发率(Ⅰ,A)。③发病 30d 内伴有症状性颅内动脉严重狭窄(狭窄率 70%~99%)的缺血性脑卒中或 TIA 患者,应尽早给予阿司匹林联合氯吡格雷治疗 90d,再改为单抗治疗(Ⅱa,B)。④对于中、高危复发脑卒中(Essen 卒中风险评分量表评分 >3 分,见附表 7)患者,在发病 24h 内启动 DAPT(阿司匹林 100mg/d 联合氯吡格雷 75mg/d),并持续 21d,后可改为单药氯吡格雷 75mg/d,总疗程为 90d;然后阿司匹林(100mg/d)或氯吡格雷(75mg/d)单抗长期用药。

(2) 心源性脑卒中或 TIA 患者的抗栓治疗推荐:①对伴有房颤(包括阵发性)的缺血性脑卒中或 TIA 患者,推荐使用适当剂量的华法林口服抗凝治疗,预防血栓栓塞再发。华法林的目标剂量是维持 INR 在 2.0~3.0（Ⅰ,A）。②新型口服抗凝药物可作为华法林的替代药物，包括达比加群酯、利伐沙班、阿哌沙班和依度沙班（Ⅰ,A），选择何种药物应考虑个体化因素。③无法接受抗凝治疗的心源性脑卒中或 TIA 患者可选择阿司匹林（100mg/d）或氯吡格雷（75mg/d）单抗治疗。

（3）康复治疗：对脑卒中患者强调早期、正规、系统的康复治疗，包括早期康复、恢复期康复和慢性期康复，是我国现阶段适合推广的脑卒中康复体系，可以使患者获得更好的运动能力、日常生活活动能力、生活质量，减少并发症。

早期和恢复期康复主要在康复医院或有康复科的二、三级医院进行。

脑卒中发病 6 个月后，一般在社区或家庭中进行三级康复，由社区或家庭医生和治疗师给予指导并帮助患者进行必要的功能训练，同时加强护理，预防并发症的发生。丁苯酞为国家化学Ⅰ类新药，可改善缺血性脑卒中患者的神经功能、认知功能和生活能力。马来酸桂哌齐特注射液具有保护细胞、扩张血管、改善血流的作用，还需进一步研究。

由于处于慢性期或后遗症期的患者已经回归家庭或社会，故该时期重点针对患者的日常生活活动能力和职业能力进行康复训练，并通过康复护理预防并发症的发生。

4.2.4 脑卒中稳定期合并其他疾病的处理

4.2.4.1 高血压 高血压是脑卒中最重要的危险因素。一旦脑卒中患者住院期间神经功能稳定，血压 >140/90mmHg，应启动或重新启动药物降压治疗。

- 如无禁忌，应长期控制血压，将目标血压控制在 140/90mmHg 以下（Ⅱa,B）。
- 65 岁以上的老年患者，目标血压应首先控制在 150/90mmHg 以下，如能耐受可进一步将目标血压控制在 140/90mmHg 以下（Ⅰ,A）。
- 脑出血患者长期血压控制目标值为低于 130/80mmHg（Ⅱa,B）。

生活方式干预仍是一切降压治疗的基础，血压监测应 1 次 / 月。在监测血压的同时，应监测评估其他危险因素。如果血压 >160/100mmHg 或控制不佳，以及出现脑卒中复发症状或 ACS，应立即转诊至上级医院心、脑血管专科治疗。

脑卒中后稳定期降压治疗的原则与一级预防无显著差别，

降压药物的选择应遵循个体化原则，根据患者的具体情况（疗效、耐受性、个体承受能力）而定。CCB、ACEI、ARB、利尿剂、β受体阻滞剂等降压药物均可选用。基本原则是从较小有效治疗剂量开始，优先使用长效降压药物，必要时可联合用药。

4.2.4.2　糖尿病　糖尿病是脑卒中的独立危险因素，可使缺血性脑卒中的发生风险增加 2~4 倍。对伴有糖尿病的脑卒中患者，可通过定期检测空腹血糖、HbA_{1c}，必要时行口服葡萄糖耐量试验，进行糖尿病评估和血糖管理。

● 对糖尿病或糖尿病前期患者进行生活方式干预和 / 或药物治疗能减少缺血性脑卒中或 TIA，HbA_{1c} 控制目标值应 ≤ 7%（Ⅰ,B）。

● 降糖方案应充分考虑患者的临床特点和药物的安全性，制订个体化的血糖控制目标，警惕低血糖事件带来的危害（Ⅱa,B）。

● 生活方式干预是糖尿病患者的基础治疗措施，应每 3 个月监测 1 次血糖。

2 型糖尿病药物治疗首选是二甲双胍。不适合二甲双胍治疗者可选择 α- 葡萄糖苷酶抑制剂或胰岛素促泌剂。如单独使用二甲双胍治疗而血糖仍未达标，则可进行二联治疗，加用胰岛素促泌剂、α- 葡萄糖苷酶抑制剂、DPP-4 抑制剂、SGLT-2 抑制剂、胰岛素或 GLP-1 RA。三联治疗：上述不同机制的降糖药物可以三种药物联合使用。如三联治疗控制血糖仍不达标，则应将治疗方案调整为多次胰岛素治疗（基础胰岛素加餐时胰岛素或每日多次预混胰岛素）。采用多次胰岛素治疗时应停用胰岛素促泌剂。

如果血糖控制不佳以及出现脑卒中复发症状或 ACS，应立即转诊至上级医院心、脑血管专科治疗。

4.2.4.3　血脂异常　缺血性脑卒中首选他汀类药物治疗血脂异常。

● 鉴于他汀类药物的不良反应以及国人对他汀类药物的耐受性，可考虑中等强度的他汀类药物治疗缺血性脑卒中（Ⅰ,B）。

● 对于不能耐受他汀类药物或他汀类药物治疗未达标的患者，可与其他调脂药物如依折麦布（Ⅰ,B）联合使用，必要时加用 PCSK9 抑制剂（Ⅱb,C）。

● LDL-C 为首要干预靶点。对缺血性脑卒中合并其他 ASCVD 患者，应在生活方式干预的基础上通过药物治疗将

LDL-C 降至 <1.4mmol/L(55mg/dl)(Ⅱa,C)。

- 如果近2年有ASCVD病史,目标LDL-C应控制在<1.0mmol/L(40mg/dl)。

在他汀类药物治疗期间应每3~6个月检测1次血脂和肝功能。根据检测结果考虑是否调整药物剂量或更换药物。如果血脂控制不佳以及出现脑卒中复发症状或其他急性ASCVD,可考虑立即转诊至上级医院心、脑血管专科治疗。

4.2.4.4 房颤 房颤的重要并发症是心源性脑栓塞。在我国,脑卒中患者房颤诊断普遍不足。

- 在基层仍有必要通过长时程心电监测识别脑卒中患者是否合并房颤(Ⅱa,B),并进行规范化抗凝治疗。
- 伴有房颤的缺血性脑卒中或TIA患者,首选华法林抗凝治疗,但应注意监测INR(目标值控制在2.0~3.0),若INR<2.0或INR>3.0,可考虑调整华法林的剂量或转诊至上级医院治疗。
- 房颤管理过程中,可借助CHA_2DS_2-VASc量表评估脑卒中风险和HAS-BLED评估工具(附表8)评估出血风险,指导房颤抗栓用药。

有条件者也可选择达比加群酯、利伐沙班等新型口服抗凝药物。不能接受口服抗凝药物治疗的患者,可考虑应用阿司匹林单药治疗。谨慎选择阿司匹林联合氯吡格雷进行DAPT,避免DAPT带来的出血风险。

4.2.4.5 心脏疾病 AMI后发生缺血性脑卒中为心肌梗死的心脏外并发症之一。附壁血栓一旦诊断,需应用维生素K拮抗剂(华法林)口服抗凝治疗。

瓣膜性心脏病(二尖瓣狭窄、二尖瓣环钙化、二尖瓣反流、二尖瓣脱垂、主动脉瓣病变、人工心脏瓣膜、生物瓣膜)也能增加心源性脑栓塞导致的脑血管病事件,往往需要长期应用华法林抗凝治疗。

正在接受抗凝治疗的瓣膜性心脏病患者,在发生缺血性脑卒中或TIA后,一般不常规联合抗血小板治疗;但在足量华法林治疗过程中仍出现缺血性脑卒中或TIA且出血风险低者,可加用阿司匹林抗血小板治疗(Ⅱa,B)。

伴瓣膜性心脏病的缺血性脑卒中或TIA患者,在无房颤的情况下也可考虑抗血小板治疗(Ⅱa,B)。

原因不明的栓塞性卒中(embolic strokes of undetermined source,ESUS),临床上多无主要心源性脑栓塞危险源,未见供应缺血区域的颅内、外动脉≥50%管腔狭窄,也没有其他导致脑卒中的动脉炎、夹层、偏头痛、血管痉挛、药物滥用等原因。ESUS 通常栓子来源不明，但多源于卵圆孔未闭、房颤、瓣膜和动脉相对较小的栓子。据估计，ESUS 约占缺血性脑卒中的 17%，且其有较高的复发风险。对 ESUS 患者的抗凝与抗血小板治疗效果的比较，目前尚缺乏证据支持。

瓣膜性心脏病或 ESUS 的抗栓治疗对减少血栓形成具有重要意义，但同时必须考虑其可能会增加出血风险，因此抗栓治疗需要在血栓形成和出血风险之间寻找最佳平衡点。

总之，心脏疾病导致的心源性脑栓塞患者应尽早于心、脑血管病专科就诊。

4.2.5 预防 脑卒中一旦发生，多数患者不能完全治愈，约 3/4 留有不同程度的后遗症。因此，最佳策略是应高度重视发病前的一级预防。积极防控高血压、糖尿病、高脂血症、房颤；改变不良生活习惯，采用健康生活方式，包括戒烟限酒、少吃盐、增加运动、饮食多样化、多吃蔬菜水果、保持心理平衡等。

进入中、老年的个体，需定期进行体格检查，除血压、血糖、血脂等指标外，还应注意进行心电图检查，及时发现房颤；应经常复查颈动脉超声，观察有无颈动脉或椎基底动脉狭窄。发现上述危险因素后应积极进行主动干预。

首次发病前进行风险评估是近年脑卒中一级预防的重要内容和手段。通过评估有助于识别脑卒中高危人群，建立基于脑卒中发病风险的个体化预防措施，提高被评估者和医生的脑卒中风险意识，自觉采取预防措施。国内外已建立了一些脑卒中发病风险的评估工具，包括脑血管功能积分、China-PAR 风险预测模型、国人卒中终身风险评估量表等工具均可用于首次脑卒中发病风险的评估。

4.3 慢性心力衰竭

4.3.1 概述 心力衰竭（简称“心衰”）是由多种原因导致心脏结构和 / 或功能的异常改变，使心室收缩和 / 或舒张功能发生障碍，从而引起的一组复杂的临床综合征，主要表现为呼吸困难、疲乏和液体潴留（肺淤血、外周水肿）等。

2015 年我国 35 岁以上人群加权后心衰患病率为 1.3%，较 15 年前增加 44%。

4.3.2 诊断与分类

4.3.2.1 筛查与识别

（1）基础疾病病史：高血压、糖尿病、肥胖、冠状动脉疾病（尤其是心肌梗死)、外周动脉疾病或脑血管病、心脏瓣膜病、心肌病病史、接触心脏毒性物质、睡眠呼吸暂停等。具有以上心衰高危因素者应作为重点人群筛查。

(2) 主要症状:呼吸困难、运动耐量下降伴或不伴肺循环或体循环淤血。

(3) 主要阳性体征:除基础心脏病的体征外,可有近期体重增加、颈静脉充盈、外周水肿、端坐呼吸等。颈静脉压升高和心尖搏动位置改变对诊断心衰更具特异性。

(4) 基本检查:①心电图(Ⅰ,B),明确心律、心率、QRS 波形态、QRS 波宽度等。心衰患者一般有心电图异常,心电图完全正常的可能性极低。② X 线胸片(Ⅰ,C),识别 / 排除肺部疾病或其他引起呼吸困难的疾病,提供肺淤血 / 水肿和心脏增大的信息,但 X 线胸片正常并不能除外心衰。③利钠肽(Ⅰ,A),B 型利钠肽(B-type natriuretic peptide,BNP)<100ng/L、N 末端 B 型利钠肽原(N-terminal pro-B-type natriuretic peptide,NT-proBNP)<300ng/L 时通常可排除急性心衰。BNP<35ng/L、NT-proBNP<125ng/L 时通常可排除慢性心衰。④经胸超声心动图(Ⅰ,A),是评估疑似心衰患者心脏结构和功能的首选方法,可提供房室容量、左 / 右心室收缩和舒张功能、室壁厚度、瓣膜功能和肺动脉高压的信息,以明确心衰类型的诊断。

4.3.2.2 诊断 新发心衰的确诊应在三级医院完成。慢性心衰诊断流程见图 22。

4.3.2.3 分类 根据 LVEF 分为 HFrEF(LVEF<40%)、HFpEF(LVEF ≥ 50%)和射血分数中间值(40%~49%)的心衰(heart failure with midrange ejection fraction,HFmrEF)。根据心衰发生的时间、速度分为慢性心衰和急性心衰。

4.3.3 治疗

4.3.3.1 慢性 HFrEF 的治疗

(1) 一般治疗:①去除诱发因素,感染、心律失常、缺血、电解质紊乱和酸碱失衡、贫血、肾功能损害、过量摄盐、过度静脉补液以及应用损害心肌或心功能的药物等。②调整生活方式,包括限钠、氧疗、低脂饮食、戒烟、肥胖患者减轻体重、营养支持、被动运动以预防深静脉血栓形成、运动训练或规律的体力活动、综合性情感干预(包括心理疏导)等。

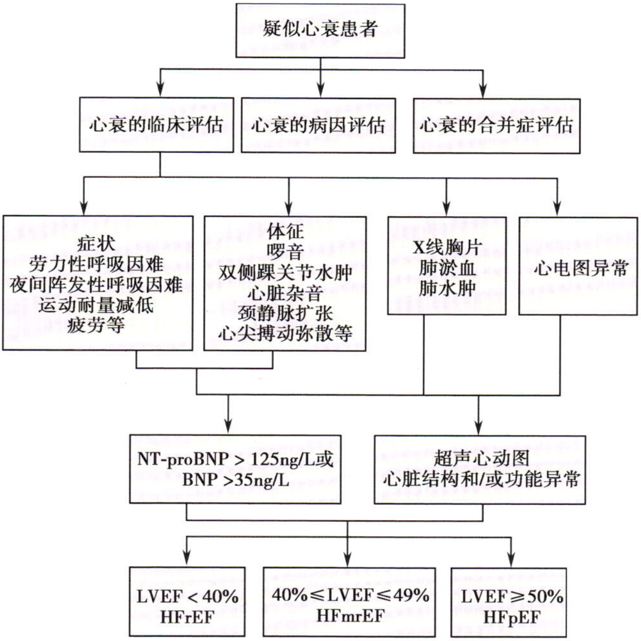

图 22　慢性心衰诊断流程图

注:NT-proBNP:N 末端 B 型利钠肽原;BNP:B 型利钠肽;LVEF:左心室射血分数;HFrEF:射血分数降低的心衰;HFmrEF:射血分数中间值的心衰;HFpEF:射血分数保留的心衰。

(2)药物治疗:推荐 HFrEF 患者应用 ACEI(Ⅰ,A)或 ARB(Ⅰ,A)或血管紧张素受体脑啡肽酶抑制剂(angiotensin receptor-neprilysin inhibitor,ARNI)(Ⅰ,B)联合 β 受体阻滞剂,及在特定患者中应用醛固酮受体拮抗剂的治疗策略,以降低心衰的发病率和死亡率。

利尿剂:有液体潴留证据的心衰患者均应使用利尿剂(Ⅰ,C)。托伐普坦推荐用于常规利尿剂治疗效果不佳、有低钠血症或有肾功能损害倾向的患者(Ⅱa,B)。

RAS 阻滞剂:所有 HFrEF 患者均应使用 ACEI,除非有禁忌证或不能耐受(Ⅰ,A)。ARB 推荐用于不能耐受 ACEI 的 HFrEF 患者(Ⅰ,A);对因其他适应证已服用 ACEI/ARB 的患者,如随后发生 HFrEF,可继续服用 ACEI/ARB(Ⅱa,A)。已用指南推荐剂量或达到 ACEI/ARB 最大耐受剂量后,SBP>95mmHg、NYHA

心功能分级Ⅱ～Ⅲ级仍有症状的 HFrEF 患者，可用 ARNI 替代 ACEI/ARB（Ⅰ,B）。

β 受体阻滞剂：结构性心脏病、伴 LVEF 下降的无症状心衰患者，无论有无心肌梗死，均可应用。有症状或曾经有症状的 NYHA 心功能分级Ⅱ～Ⅲ级、LVEF 下降、病情稳定的慢性心衰患者必须终身应用，除非有禁忌证或不能耐受（Ⅰ,A）。

醛固酮受体拮抗剂：LVEF ≤ 35%、使用 ACEI/ARB/ARNI 和 β 受体阻滞剂治疗后仍有症状者（Ⅰ,A）；AMI 后且 LVEF ≤ 40%，有心衰症状或合并糖尿病患者（Ⅰ,B）。

伊伐布雷定：NYHA 心功能分级Ⅱ～Ⅳ级、LVEF ≤ 35% 的窦性心律患者，合并以下情况之一可加用伊伐布雷定：①已使用 ACEI/ARB/ARNI、β 受体阻滞剂、醛固酮受体拮抗剂，β 受体阻滞剂已达到目标剂量或最大耐受剂量，心率仍≥ 70 次 /min（Ⅱa,B）；②心率≥ 70 次 /min，对 β 受体阻滞剂禁忌或不能耐受者（Ⅱa,C）。

SGLT-2 抑制剂：已使用指南推荐剂量的 ACEI/ARB、β 受体阻滞剂及醛固酮受体拮抗剂或达到最大耐受剂量后，NYHA 心功能分级Ⅱ～Ⅳ级仍有症状的 HFrEF 患者，加用达格列净（10mg，1 次 /d）（Ⅰ,B），以进一步降低心血管死亡和心衰恶化风险。

洋地黄类药物：应用利尿剂、ACEI/ARB/ARNI、β 受体阻滞剂和醛固酮受体拮抗剂仍持续有症状的 HFrEF 患者（Ⅱa,B）。

（3）非药物治疗：慢性 HFrEF 患者的心脏植入型电子器械治疗主要包括，①心脏再同步化治疗（cardiac resyn-chronization therapy，CRT）用于纠正心衰患者的心脏失同步以改善心衰；②植入型心律转复除颤器（implantable cardioverter defibrillator，ICD）治疗用于心衰患者心脏性猝死的一级或二级预防。终末期患者考虑左心室辅助装置和 / 或心脏移植。

4.3.3.2 慢性 HFpEF 和 HFmrEF 的治疗 建议对 HFpEF 和 HFmrEF 患者进行心血管病和非心血管病合并症的筛查及评估，并给予相应治疗，以改善症状和预后（Ⅰ,C）。

（1）利尿剂：有液体潴留的 HFpEF 和 HFmrEF 患者应使用利尿剂（Ⅰ,B）。

（2）基础疾病及合并症的治疗。

（3）醛固酮受体拮抗剂：对 LVEF ≥ 45%、BNP 水平升高或 1 年内因心衰住院的 HFpEF 患者，可考虑使用醛固酮受体拮抗剂以降低住院风险（Ⅱb，B）。

4.3.3.3 心衰多重心血管病危险因素综合干预及共病治疗 心衰患者可伴有糖尿病、血脂异常、高血压等多重心血管病危险因素，尤其是共病的存在，对于心衰的治疗、预后具有重要影响。

（1）糖尿病：①有症状的 HFrEF 合并糖尿病患者应使用 ACEI 和 β 受体阻滞剂，以降低心衰住院和死亡风险（Ⅰ，A）。②使用 ACEI 和 β 受体阻滞剂治疗仍存在症状的 HFrEF 和糖尿病患者，醛固酮受体拮抗剂仍可降低心衰住院和死亡风险（Ⅰ，A）。③糖尿病合并心衰患者建议使用 ICD、CRT 或心脏再同步治疗除颤器（cardiac resynchronization therapy defibrillators，CRT-D）进行设备治疗（Ⅰ，A）。④ ARB 用于有症状而不耐受 ACEI 的 HFrEF 合并糖尿病患者，以降低心衰住院和死亡风险（Ⅰ，B）。⑤使用 ACEI、β 受体阻滞剂和醛固酮受体拮抗剂治疗仍存在症状的 HFrEF 合并糖尿病患者，使用 ARNI 代替 ACEI 可降低心衰住院和死亡风险（Ⅰ，B）。⑥有充血症状和 / 或体征的 HFpEF、HFmrEF 或 HFrEF 患者建议使用利尿剂，以改善症状（Ⅰ，B）。⑦冠状动脉旁路移植术（coronary artery bypass graft，CABG）心脏血管血运重建对于合并和不合并糖尿病的 HFrEF 患者的长期死亡风险具有相似的益处，建议用于 2 支血管或 3 支血管病变的冠状动脉疾病（包括明显的左前降支狭窄）患者（Ⅰ，B）。⑧使用 β 受体阻滞剂（最大耐受剂量）、ACEI/ARB 和醛固酮受体拮抗剂治疗仍存在症状，静息心率 >70 次 /min，应考虑应用伊伐布雷定以降低 HFrEF 合并糖尿病窦性心律患者心衰住院和死亡风险（Ⅱa，B）。⑨ SGLT-2 抑制剂（达格列净、恩格列净、卡格列净）降低 2 型糖尿病患者的心衰再住院、心衰恶化、心血管死亡风险。对于已使用 ACEI/ARB、β 受体阻滞剂及醛固酮受体拮抗剂或达到最大耐受剂量后，NYHA 心功能分级Ⅱ～Ⅳ级、仍有症状的 HFrEF 患者，加用达格列净（10mg，1 次 /d）（Ⅰ，B），以进一步降低心血管死亡和心衰恶化风险（Ⅰ，A）。⑩如果 eGFR 稳定且 >30ml/（min·1.73m^2），则应考虑将二甲双胍用于心衰患者的糖尿病治疗（Ⅱa，C）。

（2）血脂异常：在 NYHA 心功能分级Ⅱ～Ⅳ级和 HFrEF 或 HFpEF 患者中，如无禁忌证，补充 ω-3 多不饱和脂肪酸作为辅助治疗是合理的，可降低死亡率和心血管住院风险（Ⅱa，B）。

（3）高血压：①高血压合并 HFrEF 患者建议将血压降至

<130/80mmHg（Ⅰ,C）。② HFpEF 和持续性高血压患者处理容量超负荷后建议 SBP 降至 <130mmHg（Ⅰ,C）。③降压药物优选 ACEI/ARB 和 β 受体阻滞剂（美托洛尔、阿罗洛尔、贝凡洛尔），血压仍不达标可联合利尿剂和 / 或醛固酮受体拮抗剂（Ⅰ,C）。④若血压仍不达标，可联合使用氨氯地平（Ⅰ,A）或非洛地平（Ⅱa,B）；禁用 α 受体阻滞剂（Ⅲ,A）、地尔硫草和维拉帕米（Ⅲ,C）。

（4）肾功能不全：心衰与 CKD 常合并存在，合并肾功能不全的心衰患者预后更差。

无论是否合并 CKD，心衰患者的治疗策略均相同。尚无经证实的用于治疗 HFpEF 伴 CKD 的方法。

可以减少与 HFrEF 相关不良结局的药物包括 ACEI、ARB、ANRI、β 受体阻滞剂和醛固酮受体拮抗剂。肾功能异常患者宜选择经肝肾双通道排泄的 ACEI（如雷米普利等）。但严重肾功能不全［eGFR<30ml/（min·1.73m^2）］患者被随机对照试验排除，故对此类患者缺乏循证治疗证据。

在发生心衰时，肾功能恶化相对常见，特别是在启动和滴定 RAS 阻滞剂治疗期间，常引起心衰患者 GFR 降低，这种降低是小幅的，不应停止治疗。当肌酐水平显著升高时应全面评估，包括可能的肾动脉狭窄、血容量过高与过低、高钾血症、药物影响等。经肾脏排泄的药物［地高辛、胰岛素和低分子量肝素（low molecular weight heparin，LMWH）等］在肾功能恶化时需要调整剂量。

4.3.3.4 转诊治疗

（1）基层医疗卫生机构转至二级以上医院的标准：①社区初诊或怀疑心衰的患者。②社区管理的慢性稳定性心衰患者病情加重，经常规治疗不能缓解，出现以下情况之一，应及时转至二级以上医院救治，心衰症状、体征加重；利钠肽等心衰生物标志物水平明显升高；原有心脏疾病加重；出现新的疾病等。诊断明确、病情平稳的心衰患者应由专科医生每 3 个月进行 1 次全面评估，对治疗方案进行评估和优化。

（2）二级以上医院转至基层医疗卫生机构的标准：诊断明确、治疗方案确定、合并症控制良好的稳定期心衰患者和终末期心衰患者（安宁疗护）。

4.3.4 随访管理 根据病情制订随访频率和内容，心衰住院患者出院后 2~3 个月内，失代偿期稳定后过渡阶段病情不稳定，需进行药物调整和监测，应适当增加随访频率，2 周 1 次，病情稳定后改为 1~2 个月 1 次。

在随访中，监测与评估的内容包括诱因、症状、病史、体格检查、辅助检查、心功能分级及治疗药物。需注意以下问题。

（1）典型和非典型症状。

（2）重点监测生命体征。

（3）辅助检查：血电解质、肾功能，必要时行 BNP/NT-proBNP、X 线胸片、超声心动图、动态心电图等检查。

（4）心功能分级：① NYHA 心功能分级是临床常用的心功能评估方法，常用于评价患者的症状随病程或治疗而发生的变化。Ⅰ级，心脏病患者日常活动量不受限制，一般活动不引起乏力、呼吸困难等心衰症状；Ⅱ级，心脏病患者体力活动轻度受限，休息时无自觉症状，一般活动下可出现心衰症状。Ⅲ级，心脏病患者体力活动明显受限，低于日常一般活动即引起心衰症状。Ⅳ级，心脏病患者不能从事任何体力活动，休息状态下也存在心衰症状，活动后加重。② 6min 步行试验。通过评定慢性心衰患者的运动耐力评价心衰严重程度和疗效。要求患者在平直走廊内尽快行走，测定 6min 步行距离，<150m、150~450m 和 >450m 分别为重度、中度和轻度心衰。

（5）慢性心衰急性加重的识别：慢性心衰稳定期患者出现原因不明的疲乏或运动耐力明显减低，以及心率增加 15~20 次 /min，可能是左心功能降低或心衰加重的最早期征兆。心衰患者体重增加可能早于显性水肿出现，观察到患者体重短期内明显增加、尿量减少、入量大于出量，提示液体潴留。

（6）治疗药物应用的合理性：①神经内分泌抑制剂（β 受体阻滞剂）是否达到治疗的最大耐受剂量或目标剂量，是否存在不良反应。②利尿剂和洋地黄类药物剂量，利尿剂剂量逐渐过渡为口服最小有效量；洋地黄类药物应在专家的监督下开具处方。③是否存在多重用药带来的风险。④是否应用了使心衰恶化的药物。⑤评估治疗依从性。⑥经过 3~6 个月优化的药物治疗后，推荐至上级医院评估 ICD 和 CRT 的指征。

（7）患者心理状态的评估（建议使用心理评估量表）。

4.3.5 预防

（1）对心衰危险因素的干预。

（2）对无症状的左心室收缩功能障碍的干预。

（3）健康教育：患者缺乏自我管理的知识和技巧是心衰反复

住院的重要原因之一。通过健康教育能提高患者的自我管理能力和药物依从性，有助于其改善生活方式（Ⅰ,B）。

(4) 接种流感疫苗可能减少心衰患者心血管不良事件，能否降低全因和心血管病死亡风险，仍需有大规模随机对照试验的支持。

4.4 心房颤动

4.4.1 概述

中国 35 岁以上居民心房颤动（简称“房颤”）患病率为 0.71%，估计中国≥ 35 岁居民房颤患者约有 487 万。房颤导致缺血性脑卒中和 / 或系统性栓塞风险增加 5~7 倍，心衰风险增加 3 倍，死亡风险增加 2 倍。

4.4.2 诊断与分类

4.4.2.1 诊断 病史采集与体格检查有助于房颤的早期诊断。房颤最常见的临床症状为心悸、乏力、胸闷、运动耐量下降；体征包括脉律不齐、脉搏短绌、颈静脉搏动不规则、第一心音强弱不等、节律绝对不规整等。

房颤的确诊有赖于心电图或其他心电记录依据，而动态心电图对短阵房颤和无症状性房颤的检出意义有限（表 16）。

表 16 房颤的筛查方法

推荐要点	推荐等级	证据级别
对于 >65 岁的患者，可通过心电图或触诊脉搏（对脉搏不规律的患者随后进行心电图检查）的方法筛查房颤	Ⅰ	B
对于缺血性脑卒中 / 短暂性脑缺血发作患者，动态心电图筛查有助于房颤的检出	Ⅰ	B
必要时可植入心脏事件记录仪以提高房颤的检出率	Ⅱa	B
具有心房起搏功能的起搏器或植入型心律转复除颤器可行持续的心房节律监测，能检出患者的心房高频事件，并评估房颤负荷等参数，为房颤的诊断提供依据	Ⅰ	B

4.4.2.2 分类 按照发作的频率和持续时间可将房颤分为 4 类。

- 阵发性房颤：发作后 7d 内自行或干预终止的房颤。
- 持续性房颤：持续时间超过 7d 的房颤。

- 长程持续性房颤：持续时间超过 1 年的房颤。
- 永久性房颤：医生和患者共同决定放弃恢复或维持窦性心律的一种类型，反映了患者和医生对于房颤的治疗态度，而不是房颤自身的病理生理特征；如重新考虑节律控制，则按照长程持续性房颤处理。

按照病因可将房颤分为瓣膜性房颤和非瓣膜性房颤，目前瓣膜性房颤通常特指合并严重二尖瓣狭窄或接受机械瓣置换后合并房颤的患者。

4.4.3　治疗　房颤的治疗策略主要是节律控制与心室率控制。

4.4.3.1　节律控制　节律控制是改善房颤患者症状的主要治疗措施（Ⅰ,B）。

节律控制是指尝试恢复并且维持窦性心律，即在适当抗凝和心室率控制的基础上进行包括心脏复律、抗心律失常药物和/或射频消融治疗。

同步直流电复律的适应证：①血流动力学不稳定的房颤；②预激综合征旁路前传伴快心室率的房颤；③有症状的持续性或长期持续性房颤（Ⅰ,B）。

目前用于房颤复律的药物主要是Ⅰc类（氟卡尼、普罗帕酮）和Ⅲ类（胺碘酮、伊布利特、多非利特、维纳卡兰）抗心律失常药物。对于无器质性心脏病的新发房颤，可静脉应用氟卡尼、普罗帕酮、伊布利特、维纳卡兰复律（Ⅰ,A）。伴有严重器质性心脏病、心衰以及缺血性心脏病患者应选择静脉应用胺碘酮（Ⅰ,A）。

导管消融的主要适应证为：至少经过一种Ⅰ类或Ⅲ类抗心律失常药物治疗后效果不佳或不能耐受的症状性、阵发性房颤患者（Ⅰ,A）。

4.4.3.2　心室率控制　心室率控制也可明显改善房颤的相关症状。宽松心室率控制，即静息心率 <110 次/min，可作为初始目标（Ⅱa,B）。单一药物未能达到目标时，可考虑联合药物治疗（Ⅱa,C）。β 受体阻滞剂、非二氢吡啶类 CCB（维拉帕米、地尔硫䓬）或地高辛可用于 LVEF ≥ 40% 的房颤患者的心室率控制（Ⅰ,B）；而 β 受体阻滞剂或地高辛也可用于 LVEF<40% 的房颤患者的心室率控制（Ⅰ,B）。对于血流动力学不稳定或 LVEF 严重减低的患者，可考虑应用胺碘酮控制心室率（Ⅱb,B）。对于永久性房颤患者，不推荐常规应用抗心律失常药物进行心室率控制（Ⅲ,A）。

中药对于改善房颤患者症状也有一定作用。临床研究证实，稳心颗粒可用于房颤患者的窦律维持，对期前收缩也有一定的防治作用。养心定悸胶囊对室性期前收缩、房性期前收缩、房颤等快速性心律失常，以及窦性心动过缓、房室传导阻滞等缓慢性心律失常有一定疗效。其他如参仙升脉口服液亦可使用。

4.4.4 房颤的一级预防及合并心血管病危险因素或疾病的综合干预

4.4.4.1 房颤的上游治疗 主要包括以下两个层面，①一级预防：对于没有发生过房颤的患者，通过控制高血压、糖尿病、肥胖、吸烟等危险因素，防治或延缓心肌重构，进而预防新发房颤。②二级预防：已经患有房颤的患者，通过药物、消融或外科手术等策略，降低房颤复发的频率或进展为持续性房颤的可能性。

4.4.4.2 房颤合并其他心血管病危险因素或疾病的综合干预

(1)肥胖：肥胖导致心房重构，是促进房颤发作和复发的危险因素。BMI 每增加 1 个单位，房颤发生率增加 3%~7%，而导管消融术后复发率增加 3.1%。研究显示控制体重可以有效降低房颤负荷。

积极的体重控制可有效降低房颤患者的房颤负荷，改善临床症状（Ⅱa，B）。

(2)吸烟：与不吸烟者相比，吸烟者房颤发生风险增加 32%，随着吸烟数量的增加，房颤发生风险加大。每天吸 10、20 和 30 支香烟者，房颤发生风险分别增加 17%、32% 和 45%，而戒烟者的房颤发生风险远低于吸烟者。已经证实尼古丁可引起心肌纤维化，减缓心脏组织中电信号的传导，导致房性心律失常的发生。此外，吸烟增加糖尿病、慢性阻塞性肺疾病、高血压和冠心病发生风险，间接促进房颤发生。

戒烟对吸烟人群预防房颤至关重要（Ⅱa，C）。

(3)酒精：酒精摄入是发生房颤、血栓栓塞事件以及导管消融术后房颤复发的危险因素，饮酒越频繁，相应的危险度越高。酒精可导致心肌纤维化，形成左房瘢痕和肺静脉外触发灶。限制导管消融术后患者酒精摄入量，可显著增加单次或多次消融成功率。

限制饮酒应是房颤患者管理的重要组成部分（Ⅱa，C）。

(4)有氧运动：运动量过少或过多均可增加房颤发生风险，其机制可能与炎性反应、纤维化等相关。静坐为主的生活方式可使房颤发生率增加 5 倍，而增加运动可降低房颤发生风险。房颤患者中等强度运动 12 周，房颤负荷降低 41%。相反，长时间、高强度耐力运动使房颤发生风险增加 5 倍。

为预防房颤的发生应提倡适量有氧运动（Ⅱa，C）。

（5）心衰：心衰和房颤经常并存，相互影响。房颤患者心衰的患病率增加 3 倍，并加重心衰的症状；而心衰也是房颤的危险因素之一，并直接与 NYHA 心功能分级相关。NYHA 心功能分级Ⅰ～Ⅳ级的心衰患者，房颤发生率从 10% 增加至 55%；严重的心衰还会增快房颤患者的心室率。ACEI 和 ARB 可能有助于降低心衰患者房颤发生率。

无论 LVEF 如何，合并心衰的房颤患者的治疗目的在于预防不良事件、提高生活质量（Ⅱa，B）。

（6）高血压：高血压是房颤最重要的危险因素之一，并与血压水平密切相关，同样可预测导管消融术后房颤复发的风险。

积极有效地控制血压对于预防房颤和脑卒中等严重并发症具有重要意义（Ⅱa，C）。

（7）瓣膜性心脏病：瓣膜性心脏病是房颤的独立危险因素，约 30% 的房颤患者合并不同类型 / 程度的心脏瓣膜病。房颤使瓣膜性心脏病患者的临床预后恶化，增加脑卒中 / 系统性栓塞的风险。

对于无症状的合并重度二尖瓣狭窄的新发房颤患者，若二尖瓣解剖适宜手术，应考虑行二尖瓣切开术（Ⅱa，C）。

对于合并重度二尖瓣关闭不全、LVEF 正常的新发房颤患者，即使无临床症状也应考虑尽早行二尖瓣修补术（Ⅱa，C）。

（8）2 型糖尿病：糖尿病常与房颤共存，也是脑卒中的危险因素。但现有的研究显示，强化控制血糖并不会降低新发房颤的风险。一项荟萃分析提示，与普通患者相比，糖尿病并未增加导管消融术后房颤复发的风险。

二甲双胍可降低糖尿病患者房颤和脑卒中的发生风险（Ⅱa，B）。

（9）睡眠呼吸暂停综合征：睡眠呼吸暂停伴随的自主神经功能障碍、低氧血症、高碳酸血症及炎性反应等可显著增加患者发生房颤的风险，而相关危险因素的控制及气道正压通气可有效减少房颤的复发。对高风险患者，有效治疗呼吸暂停可减轻患者症状并预防房颤复发（Ⅱa，B）。

（10）慢性肾功能不全：慢性肾功能不全增加房颤发生风险，

15%~20% 的 CKD 患者合并房颤。CKD 患者通常伴有内皮功能紊乱和凝血因子过度激活，增加房颤患者血栓形成和栓塞风险。同时，CKD 影响经肾脏排泄药物的代谢，增加药物蓄积，尤其在接受抗凝治疗时增加出血风险。

房颤患者在启动口服抗凝药物治疗前，应评估肾功能，以判断合适的用药剂量；同时，用药期间应规律复查肾功能（Ⅰ,B）。

4.4.5 房颤患者脑卒中的预防 口服抗凝药物治疗是预防房颤患者脑卒中的关键。

推荐所有非瓣膜性房颤患者均应以 CHA_2DS_2-VASc 评分进行血栓栓塞危险因素评估（Ⅰ,A）。

对于依从性较好的 CHA_2DS_2-VASc 评分 >1 分的男性和 >2 分的女性房颤患者，应接受抗凝治疗（Ⅰ,A）。

在基层医疗卫生机构中，房颤的抗凝治疗首选华法林，其临床证据最充分，适应证最广泛，且价格低廉，人群普及范围广，半衰期相对稳定，可监测抗凝强度，具有易获得的拮抗剂（维生素K），高龄和严重肾功能损害患者使用相对安全，且对于瓣膜性房颤患者预防栓塞效果方面研究证据也十分充分。

华法林使房颤患者脑卒中的相对危险度下降 64%，可作为临床抗凝治疗的首选，应用时应尽量使 INR 在治疗目标范围内（INR 2.0~3.0）的时间百分比（time within therapeutic range，TTR）>65%（Ⅰ,A）。

华法林常用起始剂量为 2.0~3.0mg/d（14~21mg/ 周），服药后 2~4d 起效，多数患者在 5~7d 达治疗高峰。因此，在开始治疗时应每周监测 INR 1~2 次，抗凝强度稳定（TTR 达标）后每月复查 1~2 次。

新型口服抗凝药物抗凝效果与华法林相当，而与治疗相关的出血性脑卒中的发生率则显著降低，条件允许时亦可作为临床首选用药，包括直接凝血酶抑制剂达比加群酯，以及Ⅹa 因子抑制剂利伐沙班、阿哌沙班与艾多沙班等（Ⅰ,A）。利伐沙班不需要抗凝血酶作为辅助因子，出血风险降低，无需监测。2011 年美国食品药品监督管理局批准其用于房颤患者血栓栓塞的预防，2017 年中国房颤患者脑卒中预防规范优先推荐用于非瓣膜性房颤患者预防脑卒中。

4.4.6 随访管理、健康教育、转诊 房颤的管理是一个长期的过程，需要基层医务人员和患者的密切配合。在充分知情基础上共同决策，有助于为患者制订个体化治疗方案，提升患者依从性，降低患者住院率和死亡率（Ⅱa，B）。

教育是知情的先决条件，在房颤患者管理的任何阶段均推荐进行充分的教育，鼓励患者加强自我管理，改善生活方式。

房颤的管理更有赖于专业团队的指导，以及完善的上下级医院转诊制度。对于病情复杂、合并脑卒中等严重心血管不良事件，以及出现大出血、药物中毒等严重合并症或需要外科手术的患者，须及时向上级医院转诊，以便进行下一步诊疗。

4.5 外周动脉疾病

4.5.1 概述

外周动脉疾病（peripheral arterial diseases，PAD），广义上是指除颅内动脉、冠状动脉和主动脉外的所有部位动脉的疾病，包括颅外颈动脉、颅外椎动脉、上肢动脉、腹腔动脉和下肢动脉疾病，狭义上是指下肢动脉疾病。中国人群调查数据显示，≥ 35 岁人群 PAD 患病率为 6.6%，据此估算全国约有 4 530 万例 PAD 患者。PAD 患病率随年龄增加而增加，35~44 岁人群患病率为 6.0%，而≥ 75 岁人群患病率增加至 11.8%。PAD 患病率虽高，但其知晓率低，中国人群调查数据显示，PAD 知晓率为 4.9%，而接受血运重建的患者只有 1.9%。PAD 患者心脏病发生风险增加 5 倍，脑卒中和总死亡率增加 2~3 倍。

鉴于 PAD 的研究多来源于下肢动脉疾病，以下内容主要论述下肢 PAD。

4.5.2 诊断与分类

4.5.2.1 危险因素 PAD 的危险因素主要有吸烟、高血压、高胆固醇血症、2 型糖尿病，尤其男性影响更大。如果没有这些危险因素，则罹患 PAD 的风险下降 77%，与 1 种危险因素相比，具有 2 种危险因素的男性罹患 PAD 的风险加倍。CKD［eGFR<60ml/（min·1.73m^2）］也是 PAD 的危险因素。PAD 发生风险随着危险因素的增加而增加。

4.5.2.2 病因 PAD 病因有动脉粥样硬化、血栓、大动脉炎、纤维肌性发育不良、夹层、外伤或外源性压迫等，其中 80%~90% 为动脉粥样硬化。

4.5.2.3 筛查对象 PAD 患者中 1/5 有症状，4/5 无症状，中国人群中无症状 PAD 更多，约占 95%。建议对下列人群进行下肢动脉筛查（Ⅰ，C）：①具有多种危险因素，如吸烟、高血压、高胆固醇血症、2 型糖尿病；② <50 岁的糖尿病患者，伴有下列一项或多项动脉粥样硬化危险因素，如吸烟、高血压、血脂异常和高凝状态；③年龄 50~64 岁，有心血管病危险因素，尤其是吸烟

或糖尿病；④年龄≥65岁；已知有冠状动脉、颈动脉或肾动脉粥样硬化疾病者，或所有10年冠心病风险达10%~20%的人群；⑤运动后有下肢疲劳症状或有难以愈合的伤口；⑥下肢动脉检查异常；⑦男性勃起功能障碍。

通过简单的问诊可以初步识别不典型的患者，爱丁堡间歇性跛行问卷可用于基层初筛（表17）。

表17 爱丁堡间歇性跛行问卷

问题	判断步骤
1. 您最近在快速行走或长距离步行时有无腿部疼痛或腿部不适的感觉？	A. 没有→结束 B. 有→第2题
2. 当您站立不动或坐着时有无腿部疼痛或腿部不适的感觉？	A. 没有→是间歇性跛行
3. 当您上坡或着急赶路时有无腿部疼痛或腿部不适的感觉？	A. 有→是间歇性跛行
4. 当您在平地上以平常的速度行走时有无腿部疼痛或腿部不适的感觉？	A. 没有→轻度间歇性跛行 B. 有→中重度间歇性跛行
5. 当您停下不动时这种感觉能在10min内消失吗？	A. 消失了→是间歇性跛行 B.10min后仍有不适不支持
6. 腿部疼痛和不舒服在哪个部位最明显？	A. 小腿部：典型的间歇性跛行 B. 大腿和臀部：不典型的间歇性跛行 C. 皮肤、腘窝、足、关节不适或放射痛一般并非间歇性跛行

4.5.2.4 诊断

（1）临床表现：主要有间歇性跛行、严重下肢缺血或急性下肢缺血；检查可见下肢皮温降低，下肢皮肤颜色发红或苍白、毛发脱落稀少、组织溃疡或坏死；足背、腘动脉或股动脉搏动减弱或消失，下肢血压降低；狭窄程度在70%~90%的患者听诊可闻及局部动脉收缩期血管杂音；狭窄程度过重或中度以下的狭窄，血管杂音可能并不明显。

（2）实验室检查：① ABI是评价下肢动脉疾病的无创筛查方法，诊断标准，ABI 1.00~1.40为正常，ABI≤0.90为异常，ABI 0.91~0.99为临界，ABI>1.40表明血管严重钙化或弹性减低。②双功超声结合二维实时成像与彩色多普勒分析，能够明确四肢动脉狭窄病变的部位和程度。③电子计算机断层扫描血管成像或磁共振血管成像能清晰显示血管解剖结构，三维重建结果易于判断，灵敏度和特异度达 90% 以上。④数字减影血管造影是诊断四肢动脉疾病狭窄或闭塞的“金标准”，该方法为有创检查，有一定风险，适合于拟计划行同期血运重建的患者或上述无创检查难以明确的患者。

4.5.2.5 临床分期和分型 PAD 的临床分期和分型对于判断病情、选择血运重建方案和指导预后均具有重要意义，其中临床分期 Fontaine 法适合基层使用（表 18）。

表 18 下肢动脉疾病的分期（Fontaine 法）

分期	临床表现
Ⅰ期	无症状
Ⅱa 期	轻微跛行
Ⅱb 期	中至重度跛行
Ⅲ期	缺血性静息痛
Ⅳ期	溃疡或坏疽

临床分型（TASC Ⅱ分型）根据病变部位、狭窄长度、狭窄形态分为 A、B、C、D 四型。

4.5.3 治疗

包括控制危险因素和药物治疗、经皮介入治疗及外科手术治疗。

4.5.3.1 控制危险因素和药物治疗是下肢 PAD 治疗的基础，包括饮食控制、戒烟、减肥、控制高血压、糖尿病、降脂治疗，以及改善下肢 PAD 症状的治疗（表 19）。

雷米普利能够增加间歇性跛行患者的无痛步行距离和最大步行距离，己酮可可碱可增强红细胞的变形能力，刺激血管内皮细胞释放前列环素、前列腺素 E_1，扩张血管，增加肢体末梢血流量，增加间歇性跛行患者最大步行距离和无痛步行距离。因此，如果常规治疗效果欠佳，也可考虑使用。

4.5.3.2 经皮介入治疗和外科手术治疗 临床可根据 TASC Ⅱ分型制订方案，一般 A 型或 B 型优先选择介入治疗，D 型优先选择外科手术治疗，C 型根据术者的经验和操作技术均可选择（Ⅰ,C）。随着介入技术的发展，即使是 D 型病变也可尝试先行介入治疗，如介入治疗不成功可再行外科手术治疗。

表 19 改善下肢 PAD 症状的治疗建议

治疗建议	推荐等级	证据级别
下肢 PAD 患者应戒烟	Ⅰ	B
合并高血压的患者降压治疗目标为 140/90mmHg	Ⅰ	A
降压药物优先选择 CCB 或 ACEI/ARB	Ⅱa	B
高选择性的 β 受体阻滞剂，包括奈必洛尔和美托洛尔也可用于下肢 PAD 患者的降压治疗	Ⅰ	A
下肢 PAD 合并 2 型糖尿病的患者降糖治疗有利于改善下肢严重缺血的肢体事件	Ⅰ	A
口服降糖药物建议选用具有心血管获益的药物，包括二甲双胍、恩格列净和利拉鲁肽等	Ⅰ	A
他汀类药物能够明显降低下肢 PAD 患者的心脑血管疾病发生风险	Ⅰ	A
PAD 调脂治疗的目标为 LDL-C ≤ 1.8mmol/L，或 LDL-C 不能达标患者的降低幅度超过 50%，非 HDL-C 的目标值 <2.6mmol/L	Ⅰ	C
当大剂量他汀类药物仍未能达标时，可以加用胆酸螯合剂或依折麦布	Ⅰ	B
当 LDL-C 达标，但非 HDL-C 未达标，或 TG 水平升高时，可以加用贝特类药物、烟酸类药物或 ω-3 多不饱和脂肪酸等	Ⅰ	C
年龄 >75 岁的老年人，建议使用中等强度的他汀类药物治疗，使 LDL-C 降低 30%~40%	Ⅰ	C
西洛他唑可用于改善慢性下肢缺血症状	Ⅰ	A
氯吡格雷或阿司匹林能够降低与 PAD 相关的心肌梗死、脑卒中、血管疾病相关死亡等风险	Ⅰ	A
轻中度症状的下肢 PAD 患者在医生指导下进行正规的运动训练（每周 3 次，每次 30~60min，连续 12 周）可增加无痛步行距离和最大步行距离	Ⅰ	A
家庭自我锻炼（计步器监测下，每周 3 次，每次 45min，连续 12 周，步速自主）也可增加患者的无痛步行距离和最大步行距离	Ⅰ	C

注：PAD：外周动脉疾病；CCB：钙通道阻滞剂；ACEI：血管紧张素转化酶抑制剂；ARB：血管紧张素Ⅱ受体拮抗剂；LDL-C：低密度脂蛋白胆固醇；HDL-C：高密度脂蛋白胆固醇；TG：甘油三酯。

4.5.4 其他部位PAD的诊断和治疗 其他部位的PAD包括颅外颈动脉、颅外椎动脉、上肢动脉、腹腔动脉等部位，病因、遵循的诊断和治疗原则与下肢PAD和冠心病类似，注意识别疾病的临床线索。

肾动脉狭窄的临床线索（Ⅰ,C）：①持续高血压达Ⅱ级或以上，伴有明确的冠心病、四肢动脉狭窄、颈动脉狭窄等；②高血压合并经常的轻度低血钾；③脐周血管杂音伴有高血压；④既往高血压可控制，降压药物未改变情况下突然血压难以控制；⑤顽固性或恶性高血压；⑥重度高血压患者LVEF正常，但反复出现一过性肺水肿；⑦难以用其他原因解释的肾功能不全或非对称性肾萎缩；⑧服用ACEI或ARB后出现血肌酐水平明显升高或血压显著下降。当高血压患者具备上述一项或多项临床线索时需要高度警惕肾动脉狭窄。

锁骨下动脉/颅外椎动脉狭窄的临床线索（Ⅰ,C）：①有上肢缺血症状，或查体发现左右侧肱/桡动脉搏动明显不对称，或锁骨上窝闻及明显血管杂音，或两侧肱动脉收缩压差值≥10mmHg；②有后循环缺血相关神经系统症状或体征的患者。40岁以上ASCVD患者只要具备以上1条临床线索即建议进一步筛查。

其他：有短暂或永久性脑缺血症状的患者注意筛查颅外颈动脉疾病（Ⅰ,C）；餐后腹胀、腹痛尤其伴有体重减轻的患者注意筛查肠系膜动脉或腹腔干疾病（Ⅰ,C）。

4.5.5 预防 PAD是ASCVD的重要组成部分，各种PAD的病理基础和危险因素大致相同，可以说是多种共同因素交互或叠加作用的结果。综合分析易患人群的危险因素和身体一般状况，对未来ASCVD的风险进行预测，能够有效指导选择干预策略，也是预防和治疗的基础。对高危或心血管病终身风险评估高危的个体，应强化不良生活方式干预，对需要起始药物治疗的危险因素，在临床医生指导下进行药物治疗和进一步的检查。需要注意一点，阿司匹林用于一级预防目前证据不足，不常规用于PAD的一级预防。

4.6 动脉粥样硬化

4.6.1 概述 动脉粥样硬化是动脉硬化性血管病中常见且重要的一种。各种动脉硬化的共同特点是动脉管壁增厚变硬、失去弹性和管腔变窄。

4.6.2 临床表现与诊断

4.6.2.1 危险因素 动脉粥样硬化的病因尚不完全清楚。大量研究表明，动脉粥样硬化是多因素共同作用所致，其中年龄>60岁、男性、血脂异常、高血压、吸烟、糖尿病、肥胖、缺乏身体活动等为动脉粥样硬化的主要危险因素。目前认为慢性应激也是动脉粥样硬化发生的重要调节因素，可导致斑块形成，增加冠心病的发病率和死亡率，其机制可能与慢性应激导致内皮受损、直接激活巨噬细胞、促进泡沫细胞形成以及动脉粥样硬化斑块形成有关。

4.6.2.2 临床表现 动脉粥样硬化初期一般不出现临床表现，但当形成血栓、血管严重阻塞或完全阻塞时，引起ASCVD，主要包括冠心病、动脉粥样硬化性脑卒中和PAD。

动脉粥样硬化也可累及肾动脉，引起顽固性高血压和肾功能不全。肠系膜动脉粥样硬化可引起消化不良；血栓形成时，可出现剧烈腹痛、肠壁坏死便血等。

4.6.2.3 动脉粥样硬化的检测

(1)眼底动脉检查：眼底视网膜血管是人体唯一能直接用肉眼观察到的血管，通过眼底动脉检查，可以了解全身动脉硬化的程度。

(2)动脉超声检查：动脉超声检查是临床广泛使用的无创性检查方法，临床常用颈动脉超声检查，可作为全身动脉粥样硬化的窗口。IMT增厚是反映早期动脉粥样硬化的指标，颈动脉IMT≥0.9mm确定为内中膜增厚。颈动脉狭窄率达50%时，则需通过血管造影等进一步评估狭窄的程度。同样的方法也可用于下肢动脉斑块及狭窄程度的检测。

(3)ABI：ABI≤0.90被认为是诊断PAD的可靠指标，0.91~0.99为临界，ABI>1.40表明血管严重钙化或弹性差。该指标不仅限于对下肢动脉疾病的诊断，其作为心血管系统风险评估的重要指标，与心血管死亡率和全因死亡率均密切相关。

(4)PWV：PWV是反映动脉僵硬度的早期敏感指标，PWV增快是心血管事件和全因死亡的强预测因子。目前用于检测PWV的指标有颈-股动脉PWV、肱-踝动脉PWV，其中颈-股动脉PWV是测量大动脉僵硬度的金标准。

(5)多排螺旋CT检查：多排螺旋CT也是检测动脉粥样硬化的方法。通过测量动脉的横径，可发现动脉瘤的存在；通过计算CT值，可以检测钙化的程度、脂肪及纤维的含量，是检测主动脉及周围动脉钙化的有效方法。

(6) 磁共振血管成像：磁共振血管成像可用于诊断颅内动脉、颈动脉、主动脉、肾动脉以及其他血管狭窄、阻塞性病变。

(7) 动脉造影：迄今为止，动脉造影仍是诊断动脉狭窄的金标准，可评估狭窄的严重程度。

4.6.3 治疗 对明确诊断为动脉粥样硬化的患者，应纠正不良生活方式并严格控制血脂、血压、血糖等。

(1) 调脂治疗：可显著降低 LDL-C 水平，稳定、延缓或消退动脉粥样硬化病变，并可显著降低 ASCVD 的发病和死亡风险。首选他汀类药物，起始宜用中等强度他汀（每日剂量可降低 LDL-C 25%~50%），根据个体调脂疗效和耐受情况，适当调整剂量，建议以 LDL-C 为主要治疗靶标，治疗目标值见表 20。若胆固醇水平不能达标，可与其他调脂药物如依折麦布（Ⅰ,B）联合使用。必要时加用 PCSK9 抑制剂（Ⅱb,C）。

表 20 不同 ASCVD 危险人群降 LDL-C/ 非 HDL-C 治疗达标值

危险等级	LDL-C 达标值	非 HDL-C 达标值
低危、中危	<3.4mmol/L（130mg/dl）	<4.1mmol/L（160mg/dl）
高危	<2.6mmol/L（100mg/dl）	<3.4mmol/L（130mg/dl）
极高危	<1.8mmol/L（70mg/dl）	<2.6mmol/L（100mg/dl）

注：ASCVD：动脉粥样硬化性心血管病；LDL-C：低密度脂蛋白胆固醇；HDL-C：高密度脂蛋白胆固醇。

(2) 控制血压：降压治疗不仅能预防动脉粥样硬化的发生，且有抗动脉粥样硬化的作用。不同类型的降压药物抗动脉粥样硬化的作用不同，安慰剂对照研究显示，CCB、ACEI/ARB、β 受体阻滞剂及利尿剂均能延缓 IMT 的增厚速度，活性药物之间对照显示，CCB 抗动脉粥样硬化作用显著优于其他类降压药物。

(3) 控制血糖。

(4) 如出现疑似心绞痛、TIA 等症状时，或颈动脉超声显示狭窄率 >50% 时，应及时将患者转诊至上级医院进一步治疗。

4.6.4 动脉粥样硬化的防治 筛查动脉粥样硬化的高危因素如吸烟、不平衡膳食、缺乏身体活动、超重和肥胖、血脂异常、高血压、糖尿病等并进行早期干预，是动脉粥样硬化一级预防的重要措施。

4.6.4.1 改善生活方式 健康的生活方式是防治动脉粥样硬化的基本策略，其主要内容包括合理膳食、减轻体重、戒烟、增加体力活动。

(1)合理膳食(Ⅰ,A):推荐健康膳食作为心血管病预防的基本措施。建议所有患者均采取低脂饮食，推荐采用DASH饮食模式，每天食盐摄入控制在6g以内，增加钾盐摄入；增加食物中的谷物、蔬菜、水果、鱼类的摄入；少吃猪肉、牛肉、油炸食品。

(2)增加体力活动(Ⅰ,B):规律的体力活动或有氧运动可有效预防ASCVD，改善血脂水平，降低血压，增加胰岛素敏感性、改善糖耐量，增强血管内皮功能，降低血栓形成风险。推荐健康成年人每周至少进行150min中等强度有氧体力活动，或每周至少进行75min高强度有氧体力活动，或等量的两种强度活动的组合(Ⅰ,A)。

(3)控制烟草使用，不吸烟或减少吸烟，避免被动吸烟(Ⅰ,B)。与不吸烟者比较，吸烟者动脉粥样硬化的发病率和病死率增加2~6倍；吸烟是ASCVD的独立危险因素，戒烟可减慢ASVCD的进展、降低心血管病发生风险，戒烟的益处在戒烟后立即出现，且戒烟时间越长，风险降低越大。减少吸烟的数量或改吸低尼古丁、低焦油烟草不能降低心血管病发生风险。被动吸烟增加冠状动脉疾病的发生风险，所以，应避免被动吸烟。

(4)体重管理(Ⅰ,A):改善生活方式是减轻体重和减少腹部脂肪的基本措施；通过饮食和运动疗法减轻体重，可改善因肥胖导致的中度血脂、血糖、血压异常，降低心血管病发生风险。对于非ASVCD患者，建议保持健康体重；对于ASVCD患者，根据临床情况并结合患者意愿，酌情确定体重管理目标。

4.6.4.2 控制危险因素 严格控制血脂、血压、血糖等。对上述危险因素的控制见相关章节的内容。如果多种危险因素并存，需要综合管理。中草药对于预防动脉粥样硬化具有积极作用。松龄血脉康胶囊可用于治疗原发性高血压和高脂血症。银杏叶滴丸可以有效缓解高血压、高血糖、高血脂患者症状，对缺血性心脏病、脑梗死、动脉粥样硬化患者也有一定疗效。杏芎氯化钠注射液对高血压、高脂血症、缺血性心脑血管疾病等有一定疗效，需要进一步研究。丹灯通脑滴丸、心脉通胶囊对改善血脂水平、缓解症状也有一定疗效。

4.7 睡眠呼吸暂停低通气综合征

4.7.1 概述

睡眠呼吸暂停低通气综合征(sleep apnea hypopnea syndrome,SAHS)是指在连续7h睡眠中发生30次以上的呼吸暂停,每次气流中止≥10s,或平均每小时低通气次数[睡眠呼吸暂停低通气指数(apnea hypopnea index,AHI)]超过5次,引起慢性低氧血症、高碳酸血症、睡眠中断,从而使机体发生一系列病理生理改变的临床综合征。

SAHS包括睡眠期间上呼吸道肌肉塌陷、呼吸暂停或口鼻流量大幅度减低,导致间歇性低氧、睡眠片段化、交感神经过度兴奋、神经体液调节障碍等。该类患者高血压的患病率为35%~80%,未经治疗的重度SAHS患者5年病死率高达11%~13%。SAHS是一种严重危害人类健康的疾病,必须高度重视其早期诊断、治疗和预防。

4.7.2 诊断与分类

4.7.2.1 SAHS相关术语定义

(1)低通气指睡眠过程中口鼻呼吸气流较基线水平降低≥30%并伴有动脉血氧饱和度(oxygen saturation in arterial blood,SaO_2)下降≥4%,持续时间≥10s;或口鼻气流较基线水平降低≥50%,并伴SaO_2下降≥3%,持续时间≥10s。

(2)AHI指平均每小时睡眠中呼吸暂停合并低通气次数之和。

4.7.2.2 危险因素 ①肥胖:BMI≥28.0kg/m^2。②年龄:成年后随年龄增长SAHS患病率增加,女性绝经后较绝经前患病增多。③性别:女性绝经前发病率显著低于男性,绝经后发病率与男性无显著差异。④上气道解剖异常:包括鼻腔阻塞、Ⅱ度以上扁桃体肥大、软腭松弛、悬雍垂过长或过粗、咽腔狭窄、咽部肿瘤、咽腔黏膜肥厚、舌体肥大、舌根后坠、下颌后缩及小颌畸形、颈短等。⑤家族史:部分患者具有明显家族遗传倾向。⑥长期吸烟。⑦长期大量饮酒和/或服用镇静、催眠或肌肉松弛类药物。⑧其他相关疾病:包括甲状腺功能低下、肢端肥大症、垂体功能减退、心功能不全、脑卒中、淀粉样变性、声带麻痹、胃食管反流病及神经肌肉疾病(如帕金森病)等。

4.7.2.3 病史 打鼾、呼吸暂停、夜间窒息或憋气、白天嗜睡、睡眠时间长、夜尿、白天头痛、易醒/失眠、记忆力减退、注意力和白天警觉性下降、性功能障碍等。可根据STOP-Bang问卷进行危险分层(表21)。

表 21　STOP-Bang 问卷

问题	是 (1 分)	否 (0 分)
1. 打鼾:您睡眠鼾声很大吗?（比普通说话声音大,或者透过关闭的门可以听到）		
2. 乏力:您常常觉得疲倦、乏力,或者白天昏昏欲睡吗?		
3. 目击呼吸暂停:有人看到您睡眠时呼吸停止吗?		
4. 血压:您以前有高血压或正在接受高血压治疗吗?		
5. BMI:>35.0kg/m^2 吗?		
6. 年龄:>50 岁吗?		
7. 颈围:>40cm 吗?		
8. 性别:是男性吗?		

注:BMI:体质指数;总分≥ 3 分为阻塞性睡眠呼吸暂停高危,<3 分为阻塞性睡眠呼吸暂停低危。

4.7.2.4　嗜睡程度评估　采用 Epworth 嗜睡量表(Epworth sleepiness scale,ESS)进行评估(表 22)。ESS 评分 1~8 分为正常,9~15 分为嗜睡,16~ 24 分为过度嗜睡。

4.7.2.5　辅助检查

(1)初筛:采用便携式睡眠监测仪进行初筛。主要监测脉搏血氧饱和度(pulse oxygen saturation,SpO_2)、口鼻气流、胸腹运动。适用于基层医院或由于睡眠环境改变、导联连接后影响睡眠的患者、病重的患者。此外还可用于随访疗效。

(2)确诊:多导睡眠图(polysomnography,PSG)监测是目前诊断 SAHS 的“金标准”。

(3)影像学检查:①头颅 X 线检查;②上气道 CT 检查,对上呼吸道狭窄部位进行定位。

(4)心电图、24h 动态心电图和动态血压监测。

(5)其他实验室检查:红细胞计数、血糖、血脂、血气分析、甲状腺功能。

表 22 Epworth 嗜睡量表

在以下情况有无嗜睡发生	从不(0分)	很少(1分)	有时(2分)	经常(3分)
坐着阅读时				
看电视时				
在公共场所坐着不动时(如在剧场或开会)				
长时间坐车中间不休息时(超过1h)				
坐着与人谈话时				
饭后休息时(未饮酒时)				
开车等红绿灯时				
下午静卧休息时				

注:评分≥9分考虑存在日间嗜睡。

4.7.2.6 简易诊断 适用于缺乏专门诊断仪器的单位。

(1)诊断标准:①至少具有2项主要危险因素;②打鼾、夜间呼吸不规律或有憋气和憋醒(观察时间>15min);③夜间睡眠节律紊乱,特别是频繁觉醒;④白天嗜睡(ESS评分>9分);⑤ SpO_2:监测趋势图可见典型变化、氧减指数(oxygen desaturation index,ODI)>10次/h;⑥引起1个及以上重要器官损害。符合以上6条者即可做出初步诊断。

(2)初筛便携式诊断仪检查:经全面、综合的临床睡眠评估,如怀疑有SAHS,在全面评估基础上初筛便携式诊断仪检查可代替标准PSG用于高度疑似中、重度SAHS患者的诊断。

4.7.2.7 分类、分度 SAHS可分为阻塞型睡眠呼吸暂停低通气综合征(obstructive sleep apnea hypopnea syndrome,OSAHS)、中枢型睡眠呼吸暂停综合征(central sleep apnea syndrome,CSAS)和混合型睡眠呼吸暂停综合征(mixed sleep apnea syndrome,MSAS)三种类型,临床上以OSAHS最为常见。

根据AHI和夜间最低 SpO_2,将OSAHS分为轻度、中度和重度,其中以AHI作为主要判断标准,夜间最低 SpO_2 作为参考(表23)。

表 23　成人 OSAHS 病情严重程度分度

程度	呼吸暂停低通气指数(次 /h)	最低血氧饱和度(%)
轻度	5~15	85~90
中度	>15~30	80~<85
重度	>30	<80

注:OSAHS:阻塞型睡眠呼吸暂停低通气综合征。

4.7.3　治疗　OSAHS 是一种慢性疾病,应进行长期、多学科、个体化的综合管理。治疗策略包括改善生活方式、内科治疗和外科治疗。

4.7.3.1　治疗目标　改善睡眠呼吸暂停,纠正睡眠期间低氧,优化睡眠结构,提高睡眠质量和生活质量,降低 OSAHS 相关并发症的发生率和病死率。

4.7.3.2　治疗方案

(1)危险因素控制:生活方式改善是治疗的基础。①推荐鼓励所有超重患者(BMI ≥ 24.0kg/m^2)减重,可通过控制饮食、加强运动等非手术治疗。肥胖患者,根据不同病情,必要时也可选择手术治疗减重(Ⅰ,B);②推荐 SAHS 患者戒烟(Ⅰ,B)、戒酒、慎用镇静催眠等可引起或加重 OSAHS 的药物(Ⅱ,D);③建议避免日间过度劳累,避免睡眠剥夺(Ⅱ,B)。

(2)病因治疗:纠正引起 SAHS 或使之加重的基础疾病。

(3)体位治疗:侧卧位睡眠,应对患者进行体位睡眠教育和培训(Ⅱ,C)。

(4)无创正压通气(non-invasive positive ventilation,NIPV)是 OSAHS 成人患者的首选和初始治疗手段。

适应证:①中、重度 SAHS(AHI ≥15 次 /h);②轻度 SAHS(AHI<15 次 /h)但症状明显(如日间思睡、认知障碍及抑郁等),合并或并发心脑血管病、糖尿病等;③ SAHS 患者围术期治疗;④经过手术或其他治疗后仍存在的 SAHS;⑤ SAHS 与慢性阻塞性肺疾病重叠综合征。

相对禁忌证:① X 线胸片或 CT 发现肺大疱;②气胸或纵隔气肿;③血压明显降低(<90/60mmHg);④ AMI 患者血流动力学不稳定;⑤脑脊液漏、颅脑外伤或颅内积气;⑥急性中耳炎、鼻炎、鼻窦炎感染未控制;⑦青光眼等。

NIPV 模式选择：①连续气道正压通气（continuous positive airway pressure，CPAP）为一线治疗手段，包括合并心功能不全者（Ⅰ，A）；② 自动 CPAP（auto CAPA，APAP）适用于 CAPA 不耐受、饮酒后 SAHS、体位及睡眠时相相关 SAHS、体重增减明显的患者（Ⅰ，B）；③双水平气道正压通气（bilevel positive airway pressure，BiPAP）适用于 CPAP 治疗压力超过 $15cmH_2O$（$1cmH_2O$=0.098kPa）、不能耐受 CPAP 以及合并慢性阻塞性肺疾病、神经肌肉疾病及肥胖低通气综合征者（Ⅰ，B）。

（5）氧疗：大部分 SAHS 患者在接受 CPAP 治疗时无需辅助氧疗。CPAP 治疗消除所有呼吸事件后，若 SaO_2 仍有较大波动，尤其是在睡眠期 $SaO_2 \leqslant 88\%$，可辅助氧疗（Ⅱ，B）。

（6）口腔矫治器：适用于单纯鼾症及轻中度 SAHS 患者，特别是有下颌后缩者（Ⅰ，A）。对于不能耐受 CPAP、不能手术或手术效果不佳者可以试用，也可作为 CPAP 治疗的补充或替代治疗措施（Ⅰ，A）。口腔矫治器为长期医疗过程，推荐制订长期复诊方案（Ⅰ，B）。

（7）外科治疗：适于上气道阻塞导致 OSAHS 的患者。可依据病变部位采用不同手术方案，包括鼻腔手术、扁桃体及腺样体切除术、悬雍垂腭咽成形术、软腭植入术、舌根及舌骨手术、舌下神经刺激治疗、牵引成骨术、单颌手术等。但需严格掌握手术适应证。通常手术不宜作为该病的初始治疗手段。

（8）药物治疗：目前尚无疗效确切的药物可以使用。

（9）合并症的治疗：对于并发症及合并症应给予相应的治疗。①脑卒中，由于脑卒中部位累及脑干腹侧呼吸相关神经元时可引起运动神经支配咽喉肌功能异常等因素，导致脑卒中后 SAHS 发生或既往 SAHS 加重，积极干预 SAHS 可促进脑卒中恢复，降低脑卒中复发风险。建议针对脑卒中高危患者进行常规 SAHS 评估和管理（Ⅰ，A）。目前对脑卒中患者的干预主要采取体位干预和 CPAP（Ⅰ，B）。对于体位性 SAHS 或轻、中度 SAHS 或不耐受 / 不接受 CPAP 治疗的患者，进行睡眠体位指导（Ⅰ，B）。对于中、重度 SAHS 患者，体位指导无效时，CPAP 是治疗脑卒中相关 SAHS 的一线方法（Ⅰ，B）。②高血压，SAHS 可导致或加重高血压，与高血压的发生发展呈正相关。CPAP 不仅是治疗 SAHS 的有效方法，其还可以降低患者血压和睡眠期间交感神经兴奋性，降低 24h 平均血压水平。③其他心血管疾病，SAHS 患者中主动脉夹层、心衰、心律失常、心肌缺血、心肌梗死、肺动脉高压等发生率均高于普通人群，通过体位指导或CPAP等有效治疗后，心血管不良事件发生率均可下降。④失眠，临床上以SAHS症状为主诉就诊的患者中有39%~68%同时患有失眠，以失眠就诊的患者中约50%经睡眠呼吸监测后确诊为SAHS。推荐SAHS继发性失眠患者使用CPAP治疗（Ⅰ,B），建议失眠治疗在CPAP治疗前进行（Ⅱ,C）。推荐使用非苯二氮䓬类药物中的唑吡坦和右佐匹克隆，使用常规剂量可改善睡眠质量，同时不恶化SAHS患者的AHI和最低SaO_2（Ⅰ,A）。

4.7.3.3 转诊指征及目的

（1）指征：①怀疑为OSAHS而不能确诊者；②诊断不明确或需进一步鉴别诊断者；③合并严重心脑血管病者；④可疑神经肌肉疾病者；⑤严重睡眠障碍者；⑥需要进行无创通气治疗、佩戴口腔矫治器、外科手术者。

（2）目的：①整夜PSG监测，一般需要整夜≥7h的睡眠监测；②夜间分段PSG监测，在同一天晚上的前2~4h进行PSG监测，之后进行2~4h的CPAP压力调定。

4.7.4 预防

4.7.4.1 一级预防 针对打鼾者进行戒烟、戒酒、体重管理、睡眠卫生教育等。

4.7.4.2 二级预防 针对OSAHS高危人群，早发现、早诊断、早治疗，阻止OSAHS发展为中、重度。

4.7.4.3 三级预防 积极治疗OSAHS，减少疾病带来的不良事件，预防并发症，治疗合并症，提高患者的生活质量。

（1）病情随访：确诊为OSAHS的患者若未接受积极的治疗，应注意患者夜间鼾声的变化，有无憋气及白天嗜睡等病情变化情况。

（2）CPAP：压力调定后，长期家庭治疗，治疗的第1周、第1个月和第3个月时应进行严密随访，了解患者治疗过程中有何不适，评估疗效、依从性及耐受性，将随访内容记录在病案中。长期管理是提高疗效的基础，每半年或1年应进行规律随访。

4.7.4.4 口腔矫治器及外科手术 治疗后的第3个月和第6个月应复查PSG，以了解其疗效，对于不能耐受或效果不佳的患者应更改治疗方案，如CPAP等。

4.7.5 随访评估、健康教育

注意无创通气治疗的不良反

应,处理鼻部阻力增加的原因,选择合适的面罩和合理的工作模式,对患者及其家属进行疾病诊治相关知识宣教,给予适当的精神心理干预,加强家庭和社会支持,提高患者的依从性。

教育患者及其家属了解 OSAHS 的发病机制和危害,增强治疗信心。积极减重、戒烟戒酒、调整睡眠体位等,强调健康生活方式的重要性。指导患者学会并坚持使用呼吸机治疗。

5 其他关注问题

5.1 抗栓治疗

5.1.1 抗栓药物种类及其作用靶点 抗栓药物包括抗血小板药物和抗凝药物。本节重点阐述心血管病治疗中抗凝药物的使用。不同种类抗凝药物分别作用于凝血瀑布的不同部位，发挥其抗凝作用(图 23，彩图见文末)。

常用肠道外抗凝药物包括普通肝素、LMWH、间接Ⅹa因子抑制剂磺达肝癸钠和直接凝血酶抑制剂比伐芦定。

口服抗凝药物可分为华法林和新型口服抗凝药物，包括阿哌沙班、利伐沙班、依度沙班和达比加群酯。利伐沙班、阿哌沙班均为具有高度选择性、可逆性的直接Ⅹa因子抑制剂，可抑制游离和血凝块内的Ⅹa因子，但不影响已生成凝血酶的酶活性。达比加群酯是直接凝血酶抑制剂，直接并可逆地与凝血酶催化位点结合，阻断纤维蛋白原转化为纤维蛋白。新型口服抗凝药物用法见表 24。

表 24 非瓣膜性房颤患者口服抗凝药物剂量推荐

肾功能	华法林	达比加群酯	利伐沙班	阿哌沙班
正常或轻度受损	维持 INR 2.0~3.0	150mg、每天 2 次(CrCl>50ml/min)	20mg、HS(CrCl>50ml/min)	5.0 或 2.5mg、每天 2 次*
中度受损	维持 INR 2.0~3.0	150mg、每天 2 次或 75mg、每天 2 次(CrCl>30ml/min)	15mg、HS(CrCl 30~50ml/min)	5.0 或 2.5mg、每天 2 次*
重度受损	维持 INR 2.0~3.0	75mg、每天 2 次(CrCl 15~30ml/min)	15mg、HS(CrCl 15~30ml/min)	缺乏证据，暂无推荐

续表

肾功能	华法林	达比加群酯	利伐沙班	阿哌沙班
终末期肾病未透析	维持 INR 2.0~3.0	不推荐（CrCl<15ml/min）	不推荐（CrCl<15ml/min）	缺乏证据，暂无推荐
终末期肾病已透析	维持 INR 2.0~3.0	不推荐（CrCl<15ml/min）	不推荐（CrCl<15ml/min）	缺乏证据，暂无推荐

注：CrCl：肌酐清除率，应用 Crockoft-Gault 公式；HS：每天 1 次夜间随食物服用；INR：国际标准化比值；*若存在下列 2 项以上应用阿哌沙班 2.5mg、每天 2 次，包括肌酐 ≥ 1.5mg/dl，年龄 ≥ 80 岁，体重 ≤ 60kg；阿哌沙班禁用于严重肝功能不全患者。

5.1.2 冠心病的抗凝治疗

5.1.2.1 STEMI STEMI 患者直接 PCI 和溶栓后 PCI 围术期抗凝治疗的总体原则是，所有 STEMI 患者一经诊断，尽早启动抗凝联合抗血小板治疗（表 25）。根据活化部分凝血活酶时间（activated partial thromboplastin time，APTT）调整普通肝素剂量的方法见表 26。

5.1.2.2 NSTE-ACS 接受 PCI 的 NSTE-ACS 患者围术期抗凝治疗总体原则为，所有 NSTE-ACS 患者一经诊断，尽早启动抗凝联合抗血小板治疗（表 27）。

表 25 STEMI 患者 PCI 围术期抗凝治疗推荐

抗凝药物	应用建议
总体原则	所有 STEMI 患者一经诊断，尽早启动抗凝联合抗血小板治疗；综合考虑缺血和出血风险，合理选择抗凝药物
普通肝素	◆ 术前：①直接 PCI，静脉注射普通肝素 70~100IU/kg，监测 APTT 或 ACT 至对照值的 1.5~2.0 倍（APTT 为 50~70s，ACT 为 250~300s）；②溶栓后 PCI，溶栓后至 APTT 低于正常上限 2 倍时，应给予普通肝素。其剂量应根据 APTT 调整，需维持 APTT 在 50~70s（参考值的 1.5~2.0 倍） ◆ 术中：①直接 PCI，继续应用普通肝素，若联合 GPI，静脉注射 50~70IU/kg，维持 ACT 在 250~300s；②溶栓后 PCI，继续应用普通肝素，静脉注射 70IU/kg，维持 ACT 在 250~300s

续表

抗凝药物	应用建议
比伐芦定	◆ 术前：溶栓后 PCI，证据不足，不建议比伐芦定用于常规溶栓后至 PCI 术前的抗凝治疗 ◆ 术中：① HIT 和高出血风险患者优选比伐芦定；②直接 PCI，一次性静脉注射 0.75mg/kg，随后 1.75mg/（kg·h）静脉滴注，若 5min 后 ACT<225s，追加比伐芦定 0.3mg/kg 静脉注射；③溶栓后 PCI，仅见于瑞替普酶溶栓时，若溶栓期间采用普通肝素抗凝，术中可应用比伐芦定（预先应用普通肝素等待 30min，比伐芦定静脉注射 0.75mg/kg，随后 1.75mg/（kg·h）静脉滴注，若比伐芦定一次性静脉注射 0.75mg/kg 后 5min ACT<225s，则追加比伐芦定 0.3mg/kg 静脉注射 ◆ 术后：建议维持 1.75mg/（kg·h）静脉滴注至术后 3~4h
依诺肝素	◆ 溶栓至 PCI 前：①年龄 <75 岁，一次性静脉注射 30mg，15min 后继以 1mg/kg 皮下注射，2 次 /d 至 PCI（前 2 次单次最大剂量为 100mg）；②年龄 ≥ 75 岁，仅需 0.75mg/kg 皮下注射，2 次 /d 至 PCI（前 2 次单次最大剂量为 75mg）；③ eGFR<30ml/（min·1.73m^2），无论年龄，均给予 1mg/kg 皮下注射，1 次 /d 至 PCI ◆ 术中：对已接受依诺肝素抗凝治疗者，建议 PCI 术中继续应用依诺肝素代替普通肝素，①如果在 PCI 术前最后一次使用依诺肝素的时间 >12h 或初始未接受任何抗凝药物治疗者，建议术中给予依诺肝素 0.5mg/kg 静脉注射，病变复杂预计手术时间长的患者给予 0.75mg/kg 静脉注射；② PCI 术前 8~12h 接受过标准剂量（1mg/kg 皮下注射，2 次 /d）依诺肝素，或皮下注射少于 2 次，于 PCI 术前静脉追加 0.3mg/kg；③ PCI 术前 8h 内接受过标准剂量（1mg/kg 皮下注射，2 次 /d）依诺肝素，无需追加；④应防止鞘管内血栓形成，必要时增加抗凝药物的使用；⑤不建议普通肝素与依诺肝素交叉使用 ◆ 术后：临床指征需继续抗凝，予依诺肝素 1mg/kg 皮下注射，2 次 /d，根据肾功能调整剂量，维持抗凝 2~8d 或至出院，并严密监测出血风险，如需过渡至维生素 K 拮抗剂口服抗凝，则给予依诺肝素 40mg 皮下注射，1 次 /d

续表

抗凝药物	应用建议
磺达肝癸钠	◆ 溶栓至 PCI 术前：接受链激酶溶栓患者可用磺达肝癸钠抗凝，静脉注射 2.5mg，随后 2.5mg，皮下注射，1 次 /d 至 PCI。如果 CrCl<30ml/min，则不用磺达肝癸钠 ◆ 术中：有增加导管内血栓形成的风险，不宜单独作为直接 PCI 或溶栓后 PCI 的术中抗凝选择，溶栓后 PCI 术前应用磺达肝癸钠抗凝的患者，术中建议更换为普通肝素抗凝

注：STEMI：ST 段抬高型心肌梗死；PCI：经皮冠状动脉介入治疗；APTT：活化部分凝血活酶时间；ACT：活化凝血时间；GPI：血小板膜糖蛋白Ⅱb/Ⅲa 受体拮抗剂；HIT：肝素诱导的血小板减少症；eGFR：估算肾小球滤过率；CrCl：肌酐清除率。

表 26　根据 APTT 调整普通肝素剂量的方法

APTT（s）	普通肝素剂量调整
<35（<1.2 倍正常对照值）	静脉注射 80IU/kg，然后静脉滴注剂量增加 4IU/（kg·h）
35~45（1.2~<1.5 倍正常对照值）	静脉注射 40IU/kg，然后静脉滴注剂量增加 2IU/（kg·h）
46~70（1.5~<2.3 倍正常对照值）	无需调整剂量
71~90（2.3~3.0 倍正常对照值）	静脉滴注剂量减少 2IU/（kg·h）
>90（>3.0 倍正常对照值）	停药 1h，然后静脉滴注剂量减少 3IU/（kg·h）

注：APTT：活化部分凝血活酶时间。

表 27　NSTE-ACS 患者 PCI 围术期抗凝治疗推荐

抗凝药物	应用建议
总体原则	◆ 所有 NSTE-ACS 患者一经诊断，尽早启动抗凝联合抗血小板治疗；综合考虑缺血和出血风险合理选择抗凝药物 ◆ 除非存在高缺血风险及其他抗凝指征，PCI 术后停止抗凝治疗
普通肝素	◆ 术前：拟行 PCI 且未接受任何抗凝治疗的患者使用普通肝素 70~100IU/kg 静脉注射，合用 GPI 时则给予普通肝素 50~70IU/kg 静脉注射 ◆ 术中：PCI 术中可在 ACT 指导下追加普通肝素（维持 ACT ≥ 225s）

续表

抗凝药物	应用建议
比伐芦定	◆ 术中:HIT 和高出血风险患者优选比伐芦定。一次性静脉注射 0.75mg/kg,随后 1.75mg/(kg·h)静脉滴注,若 5min 后 ACT<225s,追加 0.3mg/kg。可作为普通肝素合用 GPI 的替代治疗;应注意防止鞘管内血栓形成,必要时增加抗凝药物的使用 ◆ 术后:建议维持 1.75mg/(kg·h)静脉滴注至术后 4h,之后如有必要再以低剂量 0.2mg/(kg·h)静脉滴注至术后 20h
依诺肝素	◆ 术前:建议 1mg/kg 皮下注射,2 次 /d 至 PCI ◆ 术中:对已接受依诺肝素抗凝治疗的患者,建议 PCI 术中继续应用依诺肝素。①若 PCI 术前末次使用依诺肝素的时间 >12h 或初始未接受任何抗凝药物治疗者,建议术中给予依诺肝素 0.5mg/kg 静脉注射,病变复杂预计手术时间长的患者给予 0.75mg/kg 静脉注射;② PCI 术前 8~12h 接受过标准剂量(1mg/kg 皮下注射,2 次 /d)依诺肝素,或皮下注射少于 2 次者,于 PCI 术前静脉追加 0.3mg/kg 依诺肝素;③ PCI 术前 8h 内接受过标准剂量(1mg/kg 皮下注射,2 次 /d)依诺肝素,无需追加;④应防止鞘管内血栓形成,必要时增加抗凝药物的使用;⑤不建议普通肝素与依诺肝素交叉使用 ◆ 术后:临床指征需继续抗凝,则予依诺肝素 1mg/kg 皮下注射,2 次 /d,根据肾功能调整剂量,维持抗凝 2~8d 或至出院,并严密监测出血风险;如需过渡至维生素 K 拮抗剂口服抗凝,则给予依诺肝素 40mg 皮下注射,1 次 /d
磺达肝癸钠	◆ 术前:建议 2.5mg 皮下注射,1 次 /d 至 PCI ◆ 术中:正在接受磺达肝癸钠(2.5mg 皮下注射,1 次 /d)治疗的患者行 PCI 时,建议一次性给予普通肝素 85IU/kg 静脉注射(联合应用 GPI 时静脉注射 60IU/kg)或比伐芦定[一次性静脉注射 0.75mg/kg,随后 1.75mg/(kg·h),如 5min 后 ACT<225s,追加比伐芦定 0.3mg/kg 静脉注射] ◆ 术后:如术中应用比伐芦定抗凝,建议术后比伐芦定维持 1.75mg/(kg·h)静脉滴注至术后 4h,之后如有必要再以低剂量 0.2mg/(kg·h)静脉滴注至术后 20h

注:NSTE-ACS:非 ST 段抬高型急性冠脉综合征;PCI:经皮冠状动脉介入治疗;GPI:血小板膜糖蛋白Ⅱb/Ⅲa 拮抗剂;ACT:活化凝血时间;HIT:肝素诱导的血小板减少症。

5.1.2.3 稳定性冠心病 稳定性冠心病包括慢性稳定型劳力性心绞痛、ACS 后稳定期、无症状性心肌缺血等。稳定性冠心病患者 PCI 围术期抗凝治疗推荐见表 28。

表 28 稳定性冠心病患者 PCI 围术期抗凝治疗推荐

抗凝药物	应用建议
普通肝素	术中应用 70~100IU/kg 静脉注射
比伐芦定	◆ 如有 HIT，一次性静脉注射 0.75mg/kg，随后 1.75mg/(kg·h) 维持至术后 3~4h，用药 5min 后监测 ACT，术中维持 250~300s，术后 4h 如有必要再以低剂量 0.2mg/(kg·h) 静脉滴注至术后 20h ◆ 高出血风险患者，一次性静脉注射 0.75mg/kg，随后 1.75mg/(kg·h) 静脉滴注维持至术后 3~4h ◆ 若一次性静脉注射 0.75mg/kg 后 5min ACT<225s，则追加比伐芦定 0.3mg/kg 静脉注射
依诺肝素	一般可单次给予 0.5mg/kg 静脉注射，手术复杂预计时间长者可给予 0.75mg/kg 静脉注射
磺达肝癸钠	存在导管内血栓风险，因此不推荐磺达肝癸钠单独作为择期 PCI 术中抗凝选择

注：PCI：经皮冠状动脉介入治疗；HIT：肝素诱导的血小板减少症；ACT：活化凝血时间。

高缺血风险是指冠心病弥漫多血管病变合并以下至少一种情况：需要药物治疗的糖尿病，再发心肌梗死，PAD 或 eGFR 15~59ml/(min·1.73m^2) 的 CKD。

中度缺血风险是指至少有下列一种情况：冠心病多支病变/弥漫病变，需要药物治疗的糖尿病，再发心肌梗死，PAD，心衰或 eGFR 15~59ml/(min·1.73m^2) 的 CKD。

高出血风险是指既往有脑出血或缺血性脑卒中病史，其他颅内病变病史，近期消化道出血或因可能的消化道出血引起的贫血，与出血风险增加有关的其他胃肠道病变、肝功能衰竭、出血体质或凝血功能障碍、极高龄或虚弱，或需要透析或 eGFR<15ml/(min·1.73m^2) 的 CKD。

5.1.3 预防血栓栓塞疾病的抗凝治疗

5.1.3.1 急性肺栓塞的抗凝治疗 为预防早期死亡和静脉血栓栓塞复发，对于高度或中度临床可能性的患者，等待诊断结果的同时应给予肠道外抗凝剂。

初始抗凝治疗，LMWH 和磺达肝癸钠优于普通肝素，发生大出血和肝素诱导的血小板减少症的风险也低。而普通肝素具有半衰期短、抗凝效应容易监测、可迅速被鱼精蛋白中和的优点，推荐用于拟直接再灌注的患者，以及严重肾功能不全（肌酐清除率 <30ml/min）或重度肥胖患者。

暂时性或可逆性危险因素如手术、创伤、制动、妊娠、口服避孕药或激素替代治疗所诱发的急性肺栓塞，如已去除暂时性危险因素，推荐口服抗凝药物治疗 3 个月。无明确诱发危险因素的急性肺栓塞患者复发风险较高，应给予口服抗凝药物治疗至少 3 个月，根据复发和出血风险决定抗凝治疗时程。华法林推荐初始剂量为 1~3mg，老年、肝功能受损、慢性心衰和出血高风险患者，初始剂量还可适当降低。为达到快速抗凝的目的，应与普通肝素、LMWH 或磺达肝癸钠重叠应用 5d 以上，当 INR 达到目标范围（2.0~3.0）并持续 2d 以上时，停用肠道外抗凝剂。新型口服抗凝药物目前尚处于临床研究中，已有针对达比加群酯、利伐沙班及阿哌沙班的非劣效性研究证实新型口服抗凝药物在预防急性肺栓塞或致命性静脉血栓栓塞再发中不劣于华法林，且主要出血风险显著下降，但目前尚未有指南明确推荐（表 29）。

表 29　急性肺栓塞的抗凝治疗推荐

抗凝药物	应用建议
非口服抗凝药物	起始抗凝治疗 LMWH 和磺达肝癸钠均优于普通肝素
普通肝素	◆ 首先给予负荷剂量 2 000~5 000IU 或 80IU/kg 静脉注射，继之以 18IU/(kg·h) 持续静脉滴注，在初始 24h 内需每 4~6 小时测定 APTT，维持 APTT 于正常值的 1.5~2.5 倍 ◆ 需较长时间使用普通肝素，应在 7~10d 和 14d 复查血小板计数，以及时发现 HIT。若血小板计数迅速或持续降低 >50%，或血小板计数 <100 × 10^9/L，应立即停用，一般停用 10d 内血小板计数开始恢复
LMWH*	◆ 依诺肝素 1.0mg/kg、每 12 小时给药 1 次或 1.5mg/kg、每天给药 1 次 ◆ 达肝素钠 100IU/kg、每 12 小时给药 1 次或 200IU/kg、每天给药 1 次 ◆ 亭扎肝素钠 175IU/kg、每天给药 1 次 ◆ 那屈肝素 86IU/kg、每 12 小时给药 1 次或 171IU/kg、每天给药 1 次

续表

抗凝药物	应用建议
磺达肝癸钠	◆ 5mg（体重 <50kg）、每天给药 1 次 ◆ 7.5mg（体重 50~100kg）、每天给药 1 次 ◆ 10mg（体重 >100kg）、每天给药 1 次 ◆ 严重肾功能不全（CrCl<30ml/min）禁用，中度肾功能不全（CrCl 30~50ml/min）应减量 50%
口服抗凝药物	
华法林	◆ 不建议给予负荷剂量[#]，推荐初始剂量为 1~3mg，老年、肝功能受损、慢性心衰和出血高风险患者，初始剂量还可适当降低 ◆ 为达到快速抗凝的目的，应与普通肝素、LMWH 或磺达肝癸钠重叠应用 5d 以上，当 INR 达到目标范围（2.0~3.0）并持续 2d 以上时，停用普通肝素、LMWH 或磺达肝癸钠
NOAC	目前尚处于临床研究中，已有针对达比加群酯、利伐沙班及阿哌沙班的非劣效性研究证实 NOAC 在预防急性肺栓塞或致命性 VTE 再发预防中不劣于华法林，且主要出血风险显著降低[*]。目前尚未有指南明确推荐

注：LMWH：低分子量肝素；APTT：活化部分凝血活酶时间；HIT：肝素诱导的血小板减少症；CrCl：肌酐清除率；INR：国际标准化比值；NOAC：新型口服抗凝药物；VTE：静脉血栓栓塞；ESC：欧洲心脏病学会；[*]推荐或结论来自 2019 年 ESC 急性肺栓塞诊治指南；[#]2019 ESC 急性肺栓塞诊治指南建议 <60 岁患者华法林初始剂量为 10mg，老年患者初始剂量≤ 5mg。

5.1.3.2　房颤抗凝治疗　见 4.4 心房颤动。

5.1.3.3　需长期口服抗凝药物患者的抗栓治疗建议　对有口服抗凝药物指征的冠状动脉造影明确的冠心病患者（如房颤 CHA_2DS_2-VASc 评分≥ 2 分、近期静脉血栓栓塞、左心室血栓或机械瓣膜），建议口服抗凝药物与抗血小板药物联合使用。接受 DAPT 的患者如加用华法林时应控制 INR 在 2.0~2.5。

（1）接受 PCI 者：非瓣膜性房颤合并冠心病和 / 或拟接受 PCI 患者的抗凝管理推荐“4 步走”（图 24，彩图见文末）。

建议在围术期给予接受冠状动脉支架植入的患者阿司匹林和 $P2Y_{12}$ 受体拮抗剂（Ⅰ，C）。

在经冠状动脉支架植入治疗的患者中，应考虑为期 1 个月的阿司匹林、$P2Y_{12}$受体拮抗剂和口服抗凝药物三联治疗（不考虑所用支架类型）（Ⅱa，B）。

在因ACS或其他解剖/手术特征而处于大于出血风险的高缺血风险患者中，应考虑1个月以上（最长6个月）的阿司匹林、$P2Y_{12}$受体拮抗剂和口服抗凝药物三联治疗（Ⅱa，B）。

（2）接受药物治疗或CABG患者：接受药物治疗患者，应考虑一种抗血小板药物联合口服抗凝药物使用1年。

接受足量抗凝药物治疗患者行CABG会增加出血风险，建议非急诊CABG患者术前停用华法林，口服维生素K可迅速拮抗华法林的作用，并能够维持术中正常凝血功能。

服用新型口服抗凝药物治疗的患者接受紧急大手术的经验有限，建议术前使用活性凝血酶原复合物，以保证术中恢复正常的凝血功能。

择期CABG患者，建议术前48h停用新型口服抗凝药物。

有明确使用口服抗凝药物指征的ACS患者，一旦CABG后出血得到控制，应尽早恢复抗血小板（通常为阿司匹林）和抗凝药物治疗，避免使用三联抗栓治疗。

5.1.3.4 抗凝中断及桥接 当房颤患者出血或需要接受手术或侵入性操作而有出血风险时，需要考虑暂停抗凝治疗。暂停口服抗凝药物治疗期间可能需要桥接普通肝素或LMWH，具体应根据手术或操作的出血风险以及血栓风险综合评估中断口服抗凝药物的时间及恢复治疗时机。

服用华法林治疗的患者若血栓风险低，或已恢复窦性心律，且接受外科或侵入性操作存在出血风险时，可停用华法林1周，使INR恢复正常并不需要额外桥接普通肝素，待充分止血后恢复华法林治疗。

若患者血栓风险很高（如机械瓣膜、既往脑卒中史、CHA_2DS_2-VASc评分≥2分）需要桥接普通肝素或LMWH。

起搏器或ICD植入、导管消融、冠状动脉造影及其他瓣膜介入操作可不停用华法林。不停用华法林在INR 2.0~3.0的条件下行起搏器或ICD植入，相比停用华法林桥接普通肝素或LMWH治疗，术后出血风险更低，存在中、高血栓栓塞风险且需上述操作的患者应考虑不停用华法林。

择期PCI患者围术期无需停用口服抗凝药物，以避免桥接治疗带来的额外出血和缺血风险。对于INR>2.5的患者，PCI围术期无需给予额外的抗凝药物治疗：INR≤2.5的患者，PCI术中应用普通肝素 50~70IU/kg 静脉注射。除非紧急情况，否则应避免使用 GPI。

建议直接 PCI 患者围术期不停用口服抗凝药物，且应补充非口服抗凝药物。推荐使用比伐芦定，其出血风险低于普通肝素或 LMWH。如术前应用直接Ⅹa 因子抑制剂，应优先使用依诺肝素。除非紧急情况，否则应避免使用 GPI。

行口服抗凝药物治疗的患者，应在 12 个月时考虑中止抗血小板治疗（Ⅱa，B）。

5.1.4 出血预防和处理

5.1.4.1 对症药物的使用方法 应用鱼精蛋白中和肝素，以硫酸鱼精蛋白 1mg/80~100U 肝素剂量注射，总剂量一般不超过 50mg；鱼精蛋白可中和 60% 的 LMWH，LMWH 用药不足 8h 者，可以硫酸鱼精蛋白 1mg/100U 抗Ⅹa 活性剂量注射，无效时可追加 0.5mg/100U 抗Ⅹa 活性。

5.1.4.2 出血处理

（1）一般支持措施：止血，控制低血压。目前还不明确控制低血压多久是安全的。

（2）服用抗血小板药物期间的出血：停止服用抗血小板药物；输注 2~5U 血小板可恢复受阿司匹林抑制的血小板聚集功能，但恢复腺苷二磷酸依赖的血小板功能较为困难。在停用阿司匹林 / 替格瑞洛 3d、氯吡格雷 5d 后，应再次权衡出血和再发缺血事件的风险，适时恢复适度的抗栓治疗。

（3）服用华法林期间的出血：INR>4.5 时出血风险显著增加。服用华法林发生严重或危及生命的出血事件时，可联合使用维生素 K_1（10mg，反复缓慢静脉注射）和快速逆转剂（如凝血酶原复合物浓缩剂、新鲜冷冻血浆或重组活化因子Ⅶ）以逆转抗凝治疗。

（4）服用新型口服抗凝药物期间的出血：对发生新型口服抗凝药物相关的致命出血事件的患者，应考虑采用浓缩的凝血酶原复合物或有活性的凝血酶原复合物（图 25）。依达赛珠单抗可用于拮抗达比加群酯的抗凝作用，andexanet alfa 可用于拮抗利伐沙班和阿哌沙班的抗凝作用，用于危及生命的出血或紧急手术操作。

（5）PCI 相关出血：PCI 相关出血并发症重在预防。与股动脉路径相比，经桡动脉路径出血发生率更低，因此首选桡动脉路径。根据患者体重和肾功能调整抗凝药物剂量可减少出血事件，尤其对于女性和老年患者。DAPT 时胃肠道出血风险增加，尤其是有胃肠道溃疡 / 出血史、正在应用抗凝药物治疗、长期服用非甾体抗炎药 / 糖皮质激素的患者，需应用 PPI。存在 2 种或以上下列情况的患者也需给予 PPI：年龄≥ 65 岁，消化不良，胃食管反流病，幽门螺杆菌感染和长期饮酒。正在口服华法林的患者，行 PCI 时可不停用，如 INR>2.5 时不追加肝素。DAPT 和 / 或口服抗凝药物治疗期间出血的处理策略见图 26（彩图见文末）。

（6）CABG 相关的出血：使用 DAPT 患者发生严重 CABG 相关出血时需输注浓缩血小板。使用重组Ⅶ a 可能增加桥血管发生血栓的风险，应仅限于病因治疗（如低体温、凝血因子缺乏症和纤维蛋白原缺乏症）后出血仍不能控制时使用。

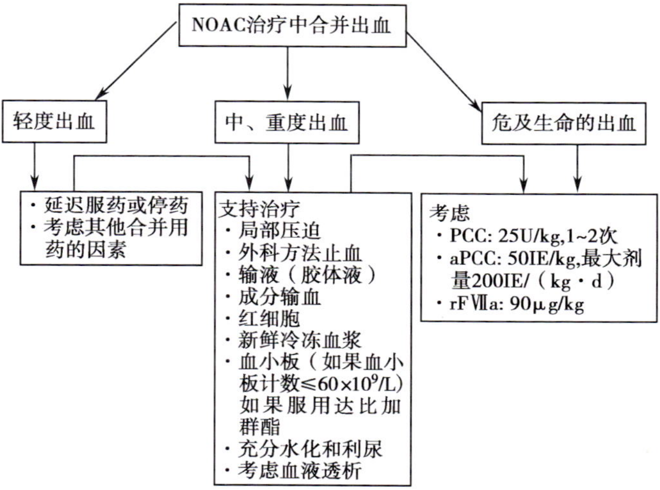

图 25　非瓣膜病房颤患者 NOAC 相关出血并发症处理

注：NOAC：新型口服抗凝药物；PCC：凝血酶原复合物；aPCC：活化的凝血酶原合物；rF Ⅶ a：活化的基因重组Ⅶ因子。

（7）输血治疗：对贫血或无证据的活动性出血患者，应在血流动力学不稳定或血细胞比容 <25% 或血红蛋白水平 <70g/L 时输血治疗。输血使 ACS 患者早期死亡率增加 4 倍、死亡或心肌梗死风险增加 3 倍（与出血并发症无关）。输血后血小板反应性增加可能与缺血事件增加有关。

5.2 抗血小板治疗

5.2.1 抗血小板治疗的基本原则 抗血小板治疗对于预防和治疗动脉粥样硬化性心脑血管疾病至关重要。根据患者的病情和危险分层，平衡风险获益，正确选择抗血小板治疗的种类、剂量、给药方式、时间，是有效发挥抗血小板药物作用的基本原则。

5.2.2 心脑血管疾病的抗血小板治疗

5.2.2.1 ACS 的抗血小板治疗

(1) 单纯 ACS 的抗血小板治疗（表 30，表 31）。

表 30 口服抗血小板药物

推荐要点	推荐等级	证据级别
立即口服阿司匹林 300mg，继以 75~100mg/d 长期维持		
在阿司匹林基础上尽早加用一种 $P2Y_{12}$ 受体拮抗剂，并维持至少 12 个月	Ⅰ	A
对于没有禁忌证的 ACS 患者，无论初始治疗策略如何，推荐替格瑞洛（180mg 负荷剂量，90mg，2 次 /d）联合阿司匹林治疗，包括已使用氯吡格雷治疗的患者（当使用替格瑞洛时，应停用氯吡格雷）	Ⅰ	B
氯吡格雷：如出血风险较高（如合并出血高危因素或 CRUSADE 评分 >40 分）或替格瑞洛无法获得或有禁忌证时可选用氯吡格雷[600mg 负荷剂量（年龄 >75 岁负荷剂量 300mg），75mg，1 次 /d]	Ⅰ	B
对于缺血风险高、出血风险低的患者，阿司匹林加用 $P2Y_{12}$ 受体拮抗剂治疗 >1 年	Ⅱb	A
除非存在禁忌证如高出血风险，在直接 PCI 前（或最迟在 PCI 时）推荐使用替格瑞洛（180mg 负荷剂量，90mg，2 次 /d）	Ⅰ	A
围术期再发急性缺血事件的患者，应将氯吡格雷替换为替格瑞洛（180mg 负荷剂量，90mg，2 次 /d）		
对于进行侵入性治疗的 NSTE-ACS 患者，一旦确诊，应立即给予替格瑞洛（负荷剂量 180mg，90mg，2 次 /d），当存在禁忌证或替格瑞洛不可获得时，可考虑氯吡格雷	Ⅱa	C

续表

推荐要点	推荐等级	证据级别
在经单独药物治疗并接受 DAPT 的 ACS 患者中，建议继续进行 $P2Y_{12}$ 受体拮抗剂治疗达 12 个月	Ⅰ	A
建议使用替格瑞洛，而非氯吡格雷，除非出血风险大于潜在缺血获益	Ⅰ	B

注：ACS：急性冠脉综合征；$P2Y_{12}$ 受体拮抗剂：作用于血小板 $P2Y_{12}$ 受体的拮抗剂，具有抗血小板聚集的作用；PCI：经皮冠状动脉介入治疗；NSTE-ACS：非 ST 段抬高型急性冠脉综合征；DAPT：双联抗血小板治疗（阿司匹林 + 替格瑞洛 / 氯吡格雷）。

表 31　静脉抗小板药物——替罗非班

STEMI 患者：

1　接受直接 PCI 的患者，无论是否置入支架，出现下列情况均建议给予替罗非班：血栓负荷重、血流慢、无复流或未接受足量有效 DAPT

2　如无禁忌证，拟行直接 PCI 的 STEMI 患者可常规给予替罗非班

3　高危 STEMI 患者可在转运行直接 PCI 前给予替罗非班

4　对已给予双联抗血小板治疗并使用比伐芦定抗凝的患者不建议常规给予替罗非班

UA/NSTEMI 患者：

1　早期保守治疗时，尽管给予氯吡格雷、阿司匹林和抗凝治疗仍有缺血症状复发，可在诊断性造影前给予替罗非班

2　早期介入治疗时，如仅给予阿司匹林和抗凝治疗，建议在 PCI 术前或 PCI 术中选择替罗非班进行联合治疗

3　如果患者已接受 DAPT，但存在下列高危因素，如肌钙蛋白阳性、糖尿病及明显 ST 段下降，并且出血风险不高，可给予替罗非班

4　对于血栓低危而出血高危的患者，且已进行 DAPT，不建议早期给予替罗非班

5　如果患者在 PCI 术前已给予氯吡格雷 300mg 负荷剂量，并且 PCI 术中选择比伐芦定抗凝，不建议常规使用替罗非班

注：STEMI：ST 段抬高型心肌梗死；PCI：经皮冠状动脉介入治疗；DAPT：双联抗血小板治疗；UA：不稳定型心绞痛；NSTEMI：非 ST 段抬高型心肌梗死。

（2）特殊情况的 ACS 抗血小板治疗（表 32）。

表 32 特殊情况的 ACS 抗血小板治疗

高龄	年龄≥ 75 岁患者。高龄 ACS 患者临床情况复杂，并发症多	阿司匹林基础上推荐氯吡格雷作为首选的 $P2Y_{12}$ 受体拮抗剂
合并房颤	OAC 联合抗血小板治疗时，应评估出血风险：	
	低出血风险患者（HAS-BLED 评分≤ 2 分）	三联抗栓 6 个月（OAC+DAPT），双联抗栓 12 个月（OAC+ 阿司匹林 / 氯吡格雷）
	高出血风险患者（HAS-BLED 评分≥ 3 分）	双联抗栓（OAC + 氯吡格雷）12 个月，或三联抗栓 1 个月（OAC+DAPT）再双联抗栓（OAC+ 阿司匹林 / 氯吡格雷）至 12 个月。考虑以下方案降低出血风险： 达比加群酯 110mg，2 次 /d+ 氯吡格雷 75mg/d 利伐沙班 15mg/d+ 氯吡格雷 75mg/d 利伐沙班 2.5mg，2 次 /d+DAPT
合并脑卒中 /TIA	既往有缺血性脑卒中 /TIA 病史	推荐阿司匹林 + 氯吡格雷持续 12 个月
	DAPT 期间发生颅内出血者	停用 DAPT，病情稳定 2~8 周后，权衡出血和再发缺血的风险，适时恢复适度的抗栓治疗，可先启用氯吡格雷，随后继续 DAPT
合并消化道出血	有高危消化道出血风险者（包括老年人，服用华法林、糖皮质激素或 NSAID 等）	推荐 DAPT 基础上服用 PPI 1~3 个月
	既往有消化道出血病史及抗血小板治疗时发生消化道出血者	联用 PPI 3~6 个月，其后可考虑继续或间断服用 PPI，可以考虑艾普拉唑、泮托拉唑
	DAPT 期间发生消化道出血者轻度出血	无需停用 DAPT
	明显出血（血红蛋白下降 >3g/L 或需要住院治疗）	首先停用阿司匹林，必要时停用两种抗血小板药物。病情稳定后，3~5d 后先恢复服用氯吡格雷，5~7d 后再恢复服用阿司匹林

续表

	服用替格瑞洛发生消化道出血者	出血稳定后,可换用氯吡格雷,必要时联用PPI,首选泮托拉唑,其次为埃索美拉唑、雷贝拉唑、兰索拉唑、奥美拉唑
合并糖尿病	合并糖尿病的ACS和/或PCI患者	推荐DAPT至少12个月
	合并糖尿病的ACS患者行PCI后	可三联抗血小板治疗(阿司匹林+氯吡格雷+西洛他唑)6~9个月,而后DAPT 12个月
合并肾功能不全	对重度肾功能不全患者[eGFR<30ml/(min·1.73m^2)]	首选阿司匹林+氯吡格雷
	对轻中度肾功能不全患者[30ml/(min·1.73m^2)<eGFR<90ml/(min·1.73m^2)]	推荐阿司匹林+氯吡格雷(负荷剂量300mg,维持剂量75mg/d)或+替格瑞洛(负荷剂量180mg,维持剂量90mg,2次/d)
合并痛风/高尿酸血症	考虑阿司匹林对血尿酸的影响	小剂量阿司匹林可轻度升高血尿酸水平,一旦证实阿司匹林增加了痛风风险,立即停用或换用西洛他唑+氯吡格雷
	痛风急性发作时	首选氯吡格雷75~150mg/d,病情稳定后尽早服用阿司匹林+氯吡格雷,6~12个月后改为氯吡格雷长期维持
	支架置入术后应用DAPT过程中发生痛风者	应权衡缺血和痛风危害,可考虑联用抗痛风药物
合并缺铁性贫血	贫血患者选择抗栓治疗时需充分权衡缺血和出血风险	如果贫血原因不明或难以纠正,应限制使用DES,因为后者需延长DAPT的时间
	经DES治疗后的ACS合并贫血患者	推荐DAPT 12个月,治疗过程中应评估出血风险及骨髓抑制风险,并根据实际情况调整DAPT疗程,如患者伴高出血风险,则考虑DAPT 6个月后停用$P2Y_{12}$受体拮抗剂

续表

	经DES治疗后的稳定性冠心病合并贫血患者	DAPT 3个月后停用 $P2Y_{12}$ 受体拮抗剂
血小板计数降低	若ACS患者血小板计数 $<100\times10^9/L$ 且 $>60\times10^9/L$，需谨慎评估DAPT的安全性	低出血风险患者可首选氯吡格雷联合阿司匹林治疗，高出血风险患者可考虑使用单药（氯吡格雷或阿司匹林）治疗，避免使用替格瑞洛
	如ACS患者血小板计数 $<60\times10^9/L$ 且 $>30\times10^9/L$	建议使用单药（氯吡格雷或阿司匹林）维持治疗，避免使用替格瑞洛
	如ACS患者血小板计数 $<30\times10^9/L$	建议停用所有抗血小板药物，并避免行PCI。积极纠正原发病后再评估抗血小板治疗的安全性

注：ACS：急性冠脉综合征；OAC：口服抗凝药物；DAPT：双联抗血小板治疗；TIA：短暂性脑缺血发作；NSAID：非甾体抗炎药；PPI：质子泵抑制剂；eGFR：估算肾小球滤过率；DES：药物洗脱支架。

5.2.2.2 稳定性冠心病患者支架置入后抗血小板治疗（表33）。

5.2.2.3 缺血性脑卒中急性期抗血小板治疗（表34）。

表33 稳定性冠心病患者支架置入后抗血小板治疗

推荐要点	推荐等级	证据级别
DES置入后接受6个月DAPT	Ⅰ	B
高出血风险患者，DES置入后可考虑缩短DAPT（<6个月）	Ⅱb	A
高出血风险、需接受不能推迟的非心脏外科手术或同时接受口服抗凝药物治疗者，DES置入后可给予1~3个月DAPT	Ⅱb	C
缺血高危、出血低危患者，DAPT可维持6个月以上	Ⅱb	C

续表

推荐要点	推荐等级	证据级别
既往 1~3 年前心肌梗死病史且合并高缺血风险*的患者，可考虑采用阿司匹林联合替格瑞洛（60mg，2 次 /d）治疗，最长至 36 个月	Ⅱb	B
替格瑞洛可考虑用于择期 PCI 的特定高风险患者（如支架内血栓史或左主干支架置入）	Ⅱb	C

注：DES：药物洗脱支架；DAPT：双联抗血小板治疗；PCI：经皮冠状动脉介入治疗；*高缺血风险定义为年龄≥ 65 岁，或年龄≥ 50 岁且存在以下至少 1 项高危因素，需要药物治疗的糖尿病、二次自发性心肌梗死、多支冠状动脉病变、慢性肾功能不全（肌酐清除率 <60ml/min）。

表 34　缺血性脑卒中急性期抗血小板治疗

推荐要点	推荐等级	证据级别
不接受静脉溶栓治疗的轻型脑卒中患者（NIHSS 评分≤ 3 分），发病 24h 内尽早启动双联抗血小板治疗（阿司匹林和氯吡格雷）维持 21d，有益于降低 90d 内脑卒中复发风险，但应密切观察出血风险	Ⅰ	A
替格瑞洛的安全性与阿司匹林相似，可作为有阿司匹林禁忌证的替代药物	Ⅲ	B
需要静脉溶栓或血管内取栓的患者转入上级医院		

注：NIHSS：美国国家卫生研究院卒中量表。

5.2.2.4　缺血性脑卒中或 TIA 慢性期抗血小板治疗　目前循证医学证据充分的抗血小板药物包括：阿司匹林、氯吡格雷、阿司匹林和双嘧达莫复方制剂、噻氯匹定（表 35）。

5.2.2.5　CABG 后抗血小板治疗　首选阿司匹林 75~100mg 治疗，建议终身服用。

氯吡格雷可作为阿司匹林不能耐受或过敏者的替代治疗，并长期服用。

对于 ACS 患者，替格瑞洛的治疗效果优于氯吡格雷。替格瑞洛是一种直接作用、可逆结合的新型口服 $P2Y_{12}$ 受体拮抗剂，无需经肝脏代谢激活即可直接起效。与氯吡格雷相比，替格瑞洛起效快、抗血小板作用充分且一致，不受 CYP2C19 基因型的影响。

表 35　缺血性脑卒中或 TIA 慢性期抗血小板治疗

<table>
<tr><th colspan="3">推荐要点</th><th>推荐等级</th><th>证据级别</th></tr>
<tr><td colspan="3">阿司匹林或氯吡格雷单药治疗均可以作为首选</td><td>Ⅰ</td><td>A</td></tr>
<tr><td colspan="3">阿司匹林（25mg）联合缓释型双嘧达莫（200mg）2 次 /d 或西洛他唑 100mg，2 次 /d，可作为阿司匹林和氯吡格雷的替代药物</td><td>Ⅱ</td><td>B</td></tr>
<tr><td rowspan="2">复发风险较高的急性 TIA（$ABCD^2$ 评分 ≥ 4 分）或轻型缺血性脑卒中（NIHSS 评分≤ 3 分）</td><td>发病 24h 内尽早给予氯吡格雷联合阿司匹林</td><td>21d</td><td>Ⅰ</td><td>A</td></tr>
<tr><td>阿司匹林或氯吡格雷单药二级预防</td><td>长期</td><td>Ⅰ</td><td>A</td></tr>
<tr><td rowspan="2">颅内动脉严重狭窄的缺血性脑卒中或 TIA 患者（狭窄率 70%~99%）</td><td>30d 内尽早给予氯吡格雷联合阿司匹林治疗</td><td>90d</td><td>Ⅱ</td><td>B</td></tr>
<tr><td>阿司匹林或氯吡格雷单药二级预防</td><td>长期</td><td>Ⅰ</td><td>A</td></tr>
<tr><td colspan="3">非心源性栓塞性缺血性脑卒中或 TIA 患者，不推荐阿司匹林联合氯吡格雷长期双联抗血小板治疗</td><td>Ⅰ</td><td>A</td></tr>
</table>

注：TIA：短暂性脑缺血发作；NIHSS：美国国家卫生研究院卒中量表。

若有心肌梗死病史且出血风险较高（如 PRECISE-DAPT ≥ 25），DAPT 6 个月后应考虑停用 $P2Y_{12}$ 受体拮抗剂。

若缺血风险较高（有心肌梗死病史），且耐受 DAPT，无出血并发症，DAPT 可持续 12~36 个月。

5.2.2.6　PAD 患者的抗血小板治疗　对有症状的 PAD 已行血管重建术的患者，推荐长期服用阿司匹林或氯吡格雷。

ABI 减低（≤ 0.90）或有颈动脉粥样斑块狭窄的无症状 PAD 患者，可用上述抗血小板药物。

除心血管不良事件发生风险高且出血风险低的有症状的 PAD 患者外，一般不推荐联合应用阿司匹林和氯吡格雷。

合并间歇性跛行症状而无心衰的 PAD 患者，西洛他唑（100mg，2 次 /d）可改善临床症状并增加步行距离。己酮可可碱能够增强红细胞变形能力，刺激血管内皮细胞释放前列环素、前

列腺素 E_1，扩张血管，增加肢体末梢血流量，延长间歇性跛行患者最大步行距离和无痛步行距离。

5.2.3 抗血小板治疗期间出血的处理原则 轻微出血者可在严密监测下继续服用抗血小板药物。

严重出血者应平衡血栓和出血的风险，首先考虑停药，并针对出血进行处理，包括支持治疗和外科治疗等。支持治疗包括使用血管活性药物维持血压、输注血液制品等。输血适应证为出血导致血流动力学异常（低血压）或严重贫血，而血流动力学稳定、血细胞比容 >25% 或血红蛋白 >80g/L，可暂不输血。

抗血小板药物没有特异性拮抗剂，只有补充新鲜血小板后才能缓慢逆转，严重出血经过支持治疗无效时可考虑补充 1~2 个单位（机采血小板每单位 200ml）。

5.2.4 服用阿司匹林的注意事项 阿司匹林是心血管病一级和二级预防的基础药物，长期服用阿司匹林的患者注意事项见表 36。

表 36 长期服用阿司匹林的注意事项

服药剂量	剂量不要过小或过大：服用 50mg 阿司匹林后，开始抑制血小板聚集，当剂量达到 75mg 后，血小板聚集被完全抑制，而剂量 <50mg 基本没有作用。因此，一般推荐心脑血管病患者的预防和治疗剂量为 75~325mg/d，常用剂量为 100mg、1 次顿服，剂量太小或分开多次服用，均无法达到治疗目的
服药时间	服药时间应依据说明书，不同厂家阿司匹林生产工艺不同，用法也有差异，因此具体服药时间应依据说明书。肠溶阿司匹林耐酸不耐碱，建议饭前服用，可减少阿司匹林对胃黏膜的损伤。非肠溶阿司匹林建议饭后服用。当出现严重胃肠道反应时，建议使用质子泵抑制剂
漏服问题	阿司匹林是血小板环氧化酶的不可逆抑制剂，服用后导致血小板环氧化酶永久失活，直至血小板重新生成。漏服阿司匹林 1~2 次，对预防血栓的作用没有明显影响，不必补充
临时停药	长期服用阿司匹林的患者，如因某种原因（如手术、拔牙、出血、过敏或不遵医嘱等）突然停药，会在短时间内诱发新的心血管不良事件，停药至心血管不良事件发生时间平均为 10d，因此建议不要擅自停服，需要停药时应咨询医生

续表

自我监测指标	长期服用阿司匹林，无论饭前或饭后服用，均可发生严重不良反应。因此，用药期间自我监测非常关键 阿司匹林服药后12个月内，尤其是3个月时，消化道损伤多发。患者应定期检查粪便潜血和血常规。上腹部不适如恶心、呕吐、腹痛、腹胀、厌食、反酸、嗳气、烧心等，或出现血肿、鼻出血、血尿、牙龈出血等，及时就诊 虽然消化道症状不明显，也应提醒患者监测粪便颜色，当出现血便或黑便时及时就诊 乙醇可加剧阿司匹林对胃黏膜的损伤，应避免饮酒

5.3 治疗依从性

5.3.1 治疗依从性现状 治疗依从性是指患者对于治疗方式的遵从性，包括服药依从性、饮食治疗以及生活方式依从性。治疗依从性差尤其是药物依从性差与心血管病再住院率、发病率、死亡率和医疗成本增加密切相关，大约75%依从性差的高血压患者血压控制不良。提高患者治疗的依从性较研发一种新的治疗方法所获得的健康效益更大。

5.3.2 治疗依从性评估 依从性的评估分为直接法和间接法(表37)。直接法指生物/生物标志物或直接观察治疗测定。间接法主要包括以下4种测量工具，即自我报告、电子药物监测系统、剩余药量计数、电子药物记录。

表37 依从性评估方法

评估方式	描述	适用人群	优点	缺点
直接评估方法				
生物/生物标志物测定	测定血/尿中药物、代谢产物浓度；测定饮食特异性的血清代谢物	用于试验研究或临床生物制剂使用人群	准确、客观	昂贵、侵入性、个体差异大、不适合基层/门诊
直接观察治疗测定	直接观察患者服药行为	用于检查中一次性服药人群	直接、客观	不适合长期治疗人群

续表

评估方式	描述	适用人群	优点	缺点
间接评估方法				
自我报告	通过问卷调查、访谈或每日日记询问患者的治疗依从性。常用问卷有 Morisky 服药依从性量表、药物依从性问卷、Hill-Bone 高血压服药依从性评估表和高血压患者生活方式依从性问卷等	适用范围最广。各问卷信效度不同、各自的适用对象不同	简单、经济，易于临床实践	主观、容易出现回忆偏倚和报告偏倚
药物事件监测系统	通过药盒上安装的药物电子信息监测系统，实时监测患者打开药盒的时间、次数以及取药数量	基本用于临床研究长期监测	客观、精确	仪器昂贵、部分仪器为侵入性
剩余药量计数	通过直接计数患者剩余药物数量，计算患者已服用的药物数量	临床试验	直观	患者可能扔掉药物，可能高估依从性
电子药物记录	通过电子医疗系统中计算药物购买率或药物天数覆盖率	慢性病患者长期依从性监测	简单、经济、	不能记录从其他途径购买的药物；买了但并未服用的药物；数据滞后性

每种测量工具各有优缺点，尚无完美的依从性测量方法，往往需要结合不同工具，才能更准确地评估患者依从性。

5.3.3　治疗依从性影响因素与改善措施　WHO 提出依从性的影响因素众多，心血管药物依从性的影响因素主要包括以下 5 个方面：医疗体系因素、患者因素、疾病因素、药物因素和社会经济因素。

2014年美国一项包含60项以患者为中心的干预措施提高依从性的定性研究综述显示有效的干预措施可以改善患者的依从性(表38)。2018年一项包含48项以中国高血压患者为对象的依从性干预性治疗研究的系统评价,提示药物教育、血压自我监测、提醒和定期随访这4项措施可提高治疗依从性和血压控制水平,干预时间越长,效果越好。

表38 药物依从性影响因素与改善措施

依从性影响因素	改善措施
医疗体系因素	
缺乏可获得的医疗保健	开发便捷的医疗服务系统,包括处方药物等
缺乏连续性的医疗服务	提供便捷的医疗服务系统和疾病监测支持系统
患者因素	
年龄过大或过小	年轻者采用信息化监测生活方式及反馈,年老者可采用智能药盒监测服用药物及反馈。自我监测血压(包括远程控制)
身体缺陷,如视力问题	获取家庭社会支持或护士的支持
心理/行为健康问题	心理干预措施、行为干预措施
疾病因素	
多病共存	综合化干预包括健康教育、行为干预、药物调整、沟通技巧等综合方法
合并精神障碍、认知障碍等疾病	多学科联合团队管理,尤其是护士、药剂师、心理医生
药物因素	
复杂的治疗方案	简化药物,复方制剂
既往药物不良反应史	药物外包装上标记提醒
社会经济因素	
文化程度和健康素养低	健康教育、行为干预
失业、退休或贫困	医疗用药

5.4 远程管理指导 远程管理是借助自助终端通过实时信息采集技术对身体各项指标随时进行监控检测，检测结果通过无线蓝牙和通用分组无线服务（general packet radio service, GPRS）网络传输到后台服务器，后台根据管理对象的检查结果给予合理的分析、评估、提醒和建议，并建立永久的电子健康档案（electronic health record，EHR），通过全面的健康监控和健康管理，帮助管理对象及时发现和解决健康问题，通过大数据分析对管理效果进行评价，及时为卫生政策的制定提供科学依据。

5.4.1 远程管理的必要性 《"健康中国 2030"规划纲要》已明确指出优化健康服务需要强化覆盖全民的公共卫生服务，目前国家基本公共卫生服务项目已开展高血压和糖尿病的患者管理，提供优质高效的医疗服务和提高患者主动参与健康管理是解决供需矛盾的重要举措。因此，寻求一种更具备成本效益的医疗和管理模式，希望通过管理模式的优化提高管理效率和治疗水平均质化，进而提高基层心血管病的治疗效果。

随着计算机技术、网络通讯技术、在线监测技术、大数据技术、云计算技术的迅猛发展，远程管理在医疗信息共享、慢病管理、健康状态监控等方面均展现出巨大的优势与潜力。在政策层面，国家大力支持"互联网＋医疗健康"的发展，为远程医疗管理提供了平台。

5.4.2 远程管理的优势 现有研究表明，远程管理可以使心血管病患者或高危人群的危险因素控制获益，如血压、血糖、体重管理、饮食和身体锻炼水平。同时，远程医疗管理显著改善了患者服药依从性。尤其是通过社交网络、社交媒体和电子技术，对改善生活方式和管理疾病具有重大意义。远程管理优势具有以下特点。

5.4.2.1 远程管理提高健康管理效率 远程管理借助物联网技术、远程医学和自助医疗模式，通过生理指标监测仪和健康量表，对生理特征信息进行动态采集，极大地减少了医务人员信息采集和传输的工作量。各级部门、各级医疗机构共享数据库，提高数据库利用率。

5.4.2.2 远程管理实现健康管理均等化 信息平台根据采集的健康信息给予分析、评估、提醒和建议，将心血管病防治基本知识通过计算机编程建立规范评估流程和统一标准，并实现远程会诊，有利于优质医疗资源下沉，提升心血管病医疗服务能力。

5.4.2.3 远程管理调动居民参与健康管理意识和能力 通过个体参与、医患互动、远程教育，提高居民健康管理的主人翁意识，加强疾病防控意识和能力，增加治疗依从性。

5.4.2.4 远程管理促进健康管理及时性 通过远程管理进行实时的个体健康监控、自动检测评估，设置预警界值，及时反馈，对患者开展实时指导。通过群体健康评估及时调整管理策略，实现心血管病健康管理的精准化。

5.4.3 远程管理的可行性

5.4.3.1 远程管理基本设备 远程管理的基本设备包括移动终端、信息传输网络和管理平台。移动终端根据应用场景不同分为穿戴型、居家型和社区型，可采集体重、体脂、体温、心率、呼吸、血压、血糖、心电等健康相关参数。如常用的符合远程管理的血压计，除了要符合指南推荐的经权威医疗器械机构认证要求以外，还需要具有远程信息传输功能，同时需要建立信息管理平台。信息传输网络包括移动通讯、WIFI 等新技术，通过短信、电话、微信、QQ 平台、视频电话、共享文件、图片传输、邮箱和公众号等信息传输方式。管理平台建立包括计算机、管理软件和云服务器。

5.4.3.2 远程管理内容

(1)建立 EHR：EHR 是完整记录个人全生命周期的健康信息和医疗活动的健康信息档案，我国 EHR 由个人基本信息和主要卫生服务记录两部分组成。健康信息是指个人出生、成长、生活中各种与健康相关的信息，具体包括个人基本情况、日常生活行为习惯、工作方式、健康状况、现病史、既往病史、过敏史、家族史、健康体检情况、就诊情况、口服药情况、疾病和行为危险因素监测记录表、死亡医学证明书等。

(2)开展风险评估和预警提醒：利用 EHR 及终端采集信息，如血压、血糖、BMI、心率、呼吸等生命信息，进行 10 年心血管病风险评估，预设风险评估预警值，超出风险预警范围设置提醒，早期识别高危人群。

(3)优化治疗：根据预先设置流程，辅助推荐最佳治疗方案。可以根据患者的综合情况，辅助推荐治疗方案，自动筛查药物配伍和药物使用剂量等，做到辅助决策、优化治疗。通过服药提醒功能，提高治疗依从性。

(4)生活方式干预：通过个人身体和疾病状况设置个体化的饮食与运动方案。饮食方面，可以根据自身情况估算食物热量，给予推荐食谱并记录各类食物营养素的摄入量。运动方面,可以根据自身情况推荐运动处方,对运动中的各项生理指标进行监测,实时调整运动计划,当指标显示不适宜运动时及时提醒,并在发生运动损伤时提供及时呼救功能,确保运动安全。

(5)开展健康教育和技能培训。通过录制健康相关知识的短视频、漫画和讲座,以更加贴近居民生活的短片、案例,提高健康认知水平。通过网络视频开展健康相关技能培训,开展远程自我管理教育,提高健康管理技能。

(6)开展远程会诊。为未控制或特殊患者提供远程会诊技术支持,包括远程病例讨论、远程影像诊断、远程心电诊断、远程手术指导等。

(7)开展效果评估。对于个体管理,开展长程管理效果的评估,如血压、血糖、体重等评估。对于群体管理,开展人群效果评估,如知晓率、服药率、控制率和改变率等,为政策方案的调整提供依据。

借助物联网技术、互联网技术、大数据技术和云技术等信息技术的快速发展,远程管理的功能将不断交叉细化和丰富优化,为未来心血管病的全人群全程全方位管理提供技术支撑和管理平台,最终提高心血管病管理效率。

6 投入产出分析

为了实现以有限的卫生资源达到最佳健康结果的目标，在心血管病预防中，越来越需要考虑成本效益问题。临床上通过改变生活方式或使用药物预防心血管病都是经济有效的，包括人群基础干预策略或针对高危个体的措施。预防的经济有效性取决于若干因素，包括基线心血管病发生风险、药物或其他干预成本、报销程序及预防策略的实施等。

预防心血管病具有很高的社会经济价值。WHO 指出，政策和环境变化可能会使所有国家每人每年减少 1 美元心血管病支出。一份来自英国国家卫生与临床优化研究所的报告估计，将人群心血管病风险降低 1%，将预防 25 000 例心血管病病例，每年可节省 4 000 万欧元。只要适度减少危险因素，冠心病死亡率就可以减半。根据 2015 年中国心血管病政策模型预测，如果治疗所有高血压患者（已有心血管病和尚无心血管病，第一阶段血压为 140~159/90~99mmHg、第二阶段血压为 ≥160/≥100mmHg），每年将减少 80.3 万例不良心血管事件（脑卒中减少 69.0 万例，心肌梗死减少 11.3 万例），获得 120 万健康生命年（表 39）。最近的一项研究表明，对中国而言，如果采纳 2017 年美国心脏病学会（American College of Cardiology，ACC）/美国心脏协会（American Heart Association，AHA）发布的成人高血压诊断和治疗指南，通过预防心血管事件，新的指南将使终身费用减少 37.7 亿美元，同时防止 141 万因伤残而引起的生命年损失。

高危人群筛查较全面筛查更具有经济效益。英国的一项离散事件仿真法模拟研究发现，在所有年龄范围的健康成年人中使用心血管病风险预先估计的定向病例发现较通用病例发现更有效。此外，一项系统综述研究发现，根据年龄和危险因素对 2 型糖尿病进行有针对性的筛查（每获得一个健康生命年增加的成本为 46 800 美元至 70 500 美元不等）比全面筛查（每获得一个健康生命年增加的成本为 70 100 美元至 982 000 美元）的费用效益比低得多。

表 39 对 35~84 岁未经治疗的中国成年高血压患者实施不同血压控制策略的效果和成本 - 效果

——基于中国 CVD 政策模型的 2015—2025 年预测

策略	每年新治疗高血压患者人数（例）	每年脑卒中事件总数（95% *CI*）	每年心肌梗死事件总数（95% *CI*）
维持现状病例（预测中国 2015—2025 年）	—	5 548 000	1 511 000
控制所有冠心病或脑卒中患者的血压（基础病例）	5 807 000	5 458 000（5 394 000~5 500 000）	1 490 000（1 478 000~1 498 000）
策略 1：治疗所有第二阶段的高血压患者，如果年龄为 35~64 岁，目标为 140/90mmHg；如果年龄≥65 岁，目标为 150/90mmHg	62 258 000	4 965 000（4 789 000~5 124 000）	1 417 000（1 393 000~1 435 000）
策略 2：治疗所有第二阶段和第一阶段，35~64 岁年龄组的目标是 140/90mmHg，≥65 岁年龄组的目标是 150/90mmHg	173 950 000	4 858 000（4 644 000~5 035 000）	1 398 000（1 368 000~1 419 000）

策略	每年 QALYs，百万（95% *CI*）	每年 CVD 成本，百万（95% *CI*）	增量成本 - 效果比（95% *CI*）
维持现状病例（预测中国 2015—2025 年）	653.92	¥261 300	—
控制所有冠心病或脑卒中患者的血压（基础病例）	654.00（653.76~654.10）	¥260 300（¥258 600~¥261 800）	—

续表

策略	每年 QALYs，百万(95% *CI*)	每年 CVD 成本，百万(95% *CI*)	增量成本 - 效果比(95% *CI*)
策略 1：治疗所有第二阶段的高血压患者，如果年龄为 35~64 岁，目标为 140/90mmHg；如果年龄≥65 岁，目标为 150/90mmHg	654.85（654.50~655.07）	¥287 700（¥283 200~¥291 800）	¥32 000（¥24 000~¥42 000）
策略 2：治疗所有第二阶段和第一阶段，35~64 岁年龄组的目标是 140/90mmHg，≥65 岁年龄组的目标是 150/90mmHg	655.10（654.72~655.35）	¥299 300（¥293 700~¥304 400）	¥47 000（¥34 000~¥64 000）

注：CVD：心血管病；QALYS：质量调整生命年。

多重干预更能节约成本。与标准的糖尿病治疗相比，对于确诊的糖尿病患者进行多重干预则会节约成本，包括标准药物治疗、教育、ACEI 类药物应用、微血管并发症的筛查。研究发现，与常规治疗组相比，综合管理组患者血压治疗控制较好，高血压治疗及管理的药物费用虽有增加，但相关的门诊费用、住院费用、护理费用及总费用降低。高血压社区规范化管理能分别降低高血压服药患者年均药物治疗费用和患者年人均住院费用约 26 元和 245 元，节约高血压患者年人均直接医疗费用约 210 元。另有研究表明，我国高血压社区健康管理年人均投入 800 元能产生正的净效益，即产出大于投入。另外，多项研究评价了血脂异常和高血压治疗对冠心病一级预防的成本效益。其中，盎格鲁 - 斯堪的纳维亚心脏结局试验（Anglo-Scandinavian cardiac outcomes trial，ASCOT）发现，与单纯的氨氯地平治疗相比，虽然阿托伐他汀与氨氯地平联用费用最高，但也最有效（瑞典每获得一个健康生命年增加的成本为 8 591 欧元，英国为 11 965 欧元）。使用氨氯地平阿托伐他汀单片复方制剂更具有经济学优势。

基于以上证据，首先，应根据年龄、家族史等危险因素对高血压、糖尿病患者进行筛查，而不是普查；其次，针对心血管病危险因素，包括高血压、高血脂、高血糖，以及行为生活方式，应及早进行干预和有效管控，降低心血管不良事件引起的巨大疾病经济负担；最后，在选择治疗方案时，除了考虑治疗方案的有效性，也要考虑患者的经济承受能力和社会经济效益，多重干预更能节约成本，建议对高血压、高血脂、糖尿病患者进行健康教育、药物治疗和行为生活方式干预的综合管理。

附表　常用筛查量表

附表 1　患者健康问卷抑郁量表(PHQ-9)

在过去 2 周内,有多少时间您被以下问题所困扰?	完全不会	有几天	一半以上时间	几乎每天
1. 做什么事时都感到没有兴趣或乐趣	□ 0	□ 1	□ 2	□ 3
2. 感到心情低落	□ 0	□ 1	□ 2	□ 3
3. 入睡困难、很难熟睡或睡眠过多	□ 0	□ 1	□ 2	□ 3
4. 感觉疲倦或没有活力	□ 0	□ 1	□ 2	□ 3
5. 食欲不振或吃太多	□ 0	□ 1	□ 2	□ 3
6. 觉得自己很糟糕或很失败,或让自己、家人失望	□ 0	□ 1	□ 2	□ 3
7. 对事物专注有困难,如看报纸或看电视时	□ 0	□ 1	□ 2	□ 3
8. 动作或说话速度缓慢到他人已经觉察,或正好相反,烦躁或坐立不安、动来动去的情况更胜于平常	□ 0	□ 1	□ 2	□ 3
9. 有不如死亡或用某种方式伤害自己的念头	□ 0	□ 1	□ 2	□ 3

附表 2　广泛性焦虑量表(GAD-7)

在过去 2 周内,您有多少时间受下列问题困扰?	完全不会	有几天	一半以上时间	几乎每天
1. 感觉紧张、焦虑或急切	□ 0	□ 1	□ 2	□ 3
2. 不能停止或者控制担忧	□ 0	□ 1	□ 2	□ 3
3. 对各种各样的事情担忧过多	□ 0	□ 1	□ 2	□ 3
4. 很难放松下来	□ 0	□ 1	□ 2	□ 3
5. 由于不安而无法静坐	□ 0	□ 1	□ 2	□ 3
6. 变得容易烦恼或急躁	□ 0	□ 1	□ 2	□ 3
7. 感到似乎有可怕的事情而害怕	□ 0	□ 1	□ 2	□ 3

附表 3 一般健康问卷（GHQ-12）

指导语：我们将了解您最近几周内的身体健康状况。在以下问题中最适当的一栏划上圆圈。请回答所有的问题。这里的问题是针对从两三周前到现在的状况，回答前两项者计 0 分，回答后两项者计 1 分，总分为 0~12 分，3 分为切分值。

1. 在做什么事情的时候，能集中精神吗？	□能集中	□和平时一样	□不能集中	□完全不能集中
2. 有由于过分担心而失眠的情况吗？	□没有过	□和平时一样	□有过	□总这样
3. 觉得自己是有用的人吗？	□有用	□和平时一样	□没有用	□完全没有用
4. 觉得自己有决断力吗？	□有	□和平时一样	□没有	□完全没有
5. 总是处于紧张状态吗？	□不紧张	□和平时一样	□紧张	□非常紧张
6. 觉得自己不能解决问题吗？	□能	□和平时一样	□不能	□完全不能
7. 能享受日常活动吗？	□能	□和平时一样	□不能	□完全不能
8. 能够面对你所面临的问题吗？	□能	□和平时一样	□不能	□完全不能
9. 感到痛苦、忧虑吗？	□不觉得	□和平时一样	□觉得	□总是觉得
10. 失去自信了吗？	□没有	□和平时一样	□失去	□完全失去
11. 觉得自己是没有价值的人吗？	□没有觉得	□和平时一样	□觉得	□总是觉得
12. 觉得所有的事情都顺利吗？	□顺利	□和平时一样	□不顺利	□完全不顺利

附表 4 A 型行为类型问卷(type a behavior pattem scale,TABP)

指导语:请根据您过去的情况回答下列问题。凡是符合您情况的请选择“是”;凡是不符合您情况的请选择“否”。每个问题必须回答,答案无所谓对与不对、好与不好。请尽快回答,不要在每道题目上思索太多。回答时不要考虑“应该怎样”,只回答您平时“是怎样的”就行了。

根据您过去的情况回答以下问题	是	否
1. 我觉得自己是一个无忧无虑、悠闲自在的人	○	○
2. 即使没有什么要紧的事,我走路也快	○	○
3. 我经常感到应该做的事太多,有压力	○	○
4. 我自己决定的事,别人很难让我改变主意	○	○
5. 有些人和事常常使我十分恼火	○	○
6. 我急需买东西但又要排长队时,我宁愿不买	○	○
7. 有些工作我根本安排不过来,只能临时挤时间去做	○	○
8. 上班或赴约会时,我从来不迟到	○	○
9. 当我正在做事,谁要是打扰我,不管有意无意,我总是感到恼火	○	○
10. 我总看不惯那些慢条斯理、不紧不慢的人	○	○
11. 我常常忙得透不过气来,因为该做的事情太多了	○	○
12. 即使跟别人合作,我也总想单独完成一些更重要的部分	○	○
13. 有时我真想骂人	○	○
14. 我做事总是喜欢慢慢来,而且思前想后,拿不定主意	○	○
15. 排队买东西,要是有人加塞,我就忍不住要指责他或出来干涉	○	○
16. 我总是力图说服别人同意我的观点	○	○
17. 有时连我自己都觉得,我所操心的事远远超过我应该操心的范围	○	○

续表

根据您过去的情况回答以下问题	是	否
18. 无论做什么事，即使比别人差，我也无所谓	○	○
19. 做什么事我也不着急，着急也没有用，不着急也误不了事	○	○
20. 我从来没想过要按自己的想法办事	○	○
21. 每天的事情都使我精神十分紧张	○	○
22. 就是去玩，如逛公园等，我也总是先看完，等着同来的人	○	○
23. 我常常不能宽容别人的缺点和毛病	○	○
24. 在我认识的人里，个个我都喜欢	○	○
25. 听到别人发表不正确的见解，我总想立即就去纠正他	○	○
26. 无论做什么事，我都比别人快一些	○	○
27. 人们认为我是一个干脆、利落、高效率的人	○	○
28. 我总觉得我有能力把一切事情办好	○	○
29. 聊天时，我也总是急于说出自己的想法，甚至打断别人的话	○	○
30. 人们认为我是个安静、沉着、有耐性的人	○	○
31. 我觉得在我认识的人之中值得我信任和佩服的人实在不多	○	○
32. 对未来我有许多想法和打算，并总想都能尽快实现	○	○
33. 有时我也会说人家的闲话	○	○
34. 尽管时间很宽裕，我吃饭也快	○	○
35. 听人讲话或报告如讲得不好，我就非常着急，总想还不如我来讲哩！	○	○
36. 即使有人欺侮了我，我也不在乎	○	○
37. 我有时会把今天该做的事拖到明天去做	○	○
38. 当别人对我无礼时，我对他也不客气	○	○

续表

根据您过去的情况回答以下问题	是	否
39. 有人对我或我的工作吹毛求疵时，很容易挫伤我的积极性	○	○
40. 我常常感到时间已经晚了，可一看表还早呢	○	○
41. 我觉得我是一个对人对事都非常敏感的人	○	○
42. 我做事总是匆匆忙忙的，力图用最少的时间办尽量多的事情	○	○
43. 如果犯有错误，不管大小，我全都主动承认	○	○
44. 坐公共汽车时，尽管车开得快我也常常感到车开得太慢	○	○
45. 无论做什么事，即使看着别人做不好，我也不想拿来替他做	○	○
46. 我常常为工作没做完，一天又过去了而感到忧虑	○	○
47. 很多事情如果由我来负责，情况要比现在好得多	○	○
48. 有时我会想到一些说不出口的坏念头	○	○
49. 即使领导我的人能力差、水平低、不怎么样，我也能服从和合作	○	○
50. 必须等待什么的时候，我总是心急如焚，缺乏耐心	○	○
51. 我常常感到自己能力不够，所以在做事遇到不顺利时就想放弃不干了	○	○
52. 我每天都看电视，同时也看电影，不然心里就不舒服	○	○
53. 别人托我办的事，只要答应了，我从不拖延	○	○
54. 人们都说我很有耐性，干什么事都不着急	○	○
55. 外出乘车、船或跟人约定时间办事时，我很少迟到，如对方耽误我就恼火	○	○
56. 偶尔我也会说一两句假话	○	○
57. 许多事本来可以大家分担，可我喜欢一个人去干	○	○

续表

根据您过去的情况回答以下问题	是	否
58. 我觉得别人对我的话理解太慢，甚至理解不了我的意思似的	○	○
59. 我是一个性子暴躁的人	○	○
60. 我常常容易看到别人的短处而忽视别人的长处	○	○

计分方法如下：

分量表	回答"是"项目	回答"否"项目
L 量表	8、20、24、43、56	13、33、37、48、52
TH 量表	2、3、6、7、10、11、19、21、22、26、29、34、38、40、42、44、46、50、53、55、58	14、16、30、54
CH 量表	1、5、9、12、15、17、23、25、27、28、31、32、35、39、41、47、57、59、60	4、18、36、45、49、51

CH 量表反映竞争性、缺乏耐性和敌意情绪等特征，高分表示：生活和工作压力大，渴望事业有所成就，竞争意识强烈，争强好胜，希望能出人头地，并对阻碍自己发展的人或事物表现出激烈的反感或攻击意识。低分表示：与世无争，容易与人和平相处，生活和工作压力不大，也可能生活标准不高，随遇而安，也可能是过于现实。

TH 量表反映时间匆忙感、时间紧迫感或行事匆忙特征。高分：惜时如金，生活和工作节奏快，总有一种匆匆忙忙，感到时间不够用的感觉，渴望在短时间内完成最多的事情，容易粗心大意、急躁。对于节奏缓慢和浪费时间的工作或事会不耐烦、不适应。低分：时间利用率不高，生活节奏不快，悠闲自得，心态平和，喜欢休闲和娱乐，做事有耐心，四平八稳，容易给人一种慢条斯理的感觉。

L 量表为测谎题，>7 分该份问卷不予分析。

附表 5　ABCD^2 评分表

危险因素	得分（分）
年龄（A）：≥ 60 岁	1
血压（B）：≥ 140/90mmHg	1
临床特征（C）	
偏瘫	2
没有偏瘫的语言障碍	1

续表

危险因素	得分(分)
症状持续时间(D)	
≥ 60min	2
10~59min	1
糖尿病(D)	1

注:ABCD² 评分能确定短暂性脑缺血发作患者是否为脑卒中的高危人群;通常存在单肢无力或言语障碍,尤其是症状持续 1h 以上者;所有怀疑为短暂性脑缺血发作的患者均应进行包括明确脑卒中风险在内的全面评估;应在治疗初始阶段就使用 ABCD² 评分进行脑卒中风险系数评估;ABCD² 评分 0~3 分为低危人群,4~5 分为中危人群,6~7 分为高危人群。

附表 6　美国国家卫生研究院卒中量表(NIHSS)

检查项目	评分	得分
1a　意识水平: 即使不能全面评价(如气管插管、语言障碍、气管创伤、绷带包扎等),检查者也必须选择 1 个反应。只在患者对有害刺激无反应时(不是反射),才能记录 3 分	0= 清醒,反应敏锐 1= 嗜睡,最小刺激能唤醒患者完成指令、回答问题或有反应 2= 昏睡或反应迟钝,需要强烈反复刺激或疼痛刺激才能有非固定模式的反应 3= 仅有反射活动或自发反应,或完全没有反应、软瘫、无反应	
1b　意识水平提问: (仅对最初回答评分,检查者不要提示) 询问月份、年龄。回答必须正确,不能大致正常。失语和昏迷者不能理解问题计 2 分,因气管插管、气管创伤、严重构音障碍、语言障碍或其他任何原因不能说话者(非失语所致)计 1 分	0=2 项均正确 1=1 项正确 2=2 项均不正确或不能说	

续表

	检查项目	评分	得分
1c	意识水平指令： 要求睁眼、闭眼，非瘫痪手握拳、张手。若双手不能检查，用另一个指令（伸舌）。仅对最初的反应评分，有明确努力但未完成也进行评分。若对指令无反应，用动作示意，然后记录评分。对创伤、截肢或其他生理缺陷者，应予一个适宜的指令	0= 均正确 1=1 项正确 2= 均不正确	
2	凝视 只测试水平眼球运动。对自主或反射性眼球运动计分。若眼球侧视能被自主或反射性活动纠正，计 1 分。若为孤立性外周神经麻痹（Ⅲ、Ⅳ、Ⅴ），计 1 分。对失语患者，凝视是可以测试的。对眼球创伤、绷带包扎、盲人或有视觉或视野疾病的患者，由检查者选择一种反射性运动来测试，建立与眼球的联系，然后从一侧向另一侧运动，偶尔能发现凝视麻痹	0= 正常 1= 部分凝视麻痹（单眼或双眼凝视异常，但无被动凝视或完全凝视麻痹） 2= 被动凝视或完全凝视麻痹（不能被眼头运动克服）	
3	视野： 用手指数或视威胁方法检查上、下象限视野。如果患者能看到侧面的手指，记录正常。如果单眼盲或眼球摘除，检查另一只眼。明确的非对称盲（包括象限盲）计 1 分。患者全盲（任何原因）计 3 分，同时刺激双眼。若濒临死亡计 1 分，结果用于回答问题 11	0= 无视野缺失 1= 部分偏盲 2= 完全偏盲 3= 双侧偏盲（全盲，包括皮质盲）	

续表

	检查项目	评分	得分
4	面瘫： 言语指令或动作示意，要求患者示齿、扬眉和闭眼。对反应差或不能理解的患者，根据有害刺激时表情的对称情况评分。有面部创伤/绷带、经口、气管插管、胶布或其他物理障碍影响面部检查时，应尽可能转移至可评估的状态	0= 正常 1= 最小（鼻唇沟变平、微笑时不对称） 2= 部分（下面部完全或几乎完全瘫痪，中枢性瘫） 3= 完全（单或双侧瘫痪，上下面部缺乏运动，周围性瘫）	
5	上肢运动： 上肢伸展，坐位 90°，卧位 45°。要求坚持 10s；对失语患者用语言或动作鼓励，不用有害刺激。评定者可以抬起患者的上肢到要求的位置，鼓励患者坚持。仅评定患侧	0= 上肢于要求的位置坚持 10s，无下落 1= 上肢能抬起，但不能维持 10s，下落时不撞击床或其他支持物 2= 能对抗一些重力，但上肢不能达到或维持坐位 90°，卧位 45°，较快下落到床上 3= 不能抗重力，上肢快速下落 4= 无运动 9= 截肢或关节融合，解释：5a 左上肢，5b 右上肢	
6	下肢运动： 下肢卧位抬高 30°，坚持 5s；对失语患者用语言或动作鼓励，不用有害刺激。评定者可以抬起患者的下肢到要求的位置，鼓励患者坚持。仅评定患侧	0= 要求的位置坚持 5s，无下落 1= 在 5s 下落，不撞击床 2=5s 内较快下落到床上，但可抗重力 3= 快速下落，不能抗重力 4= 无运动 9= 截肢或关节融合，解释：6a 左下肢，6b 右下肢	

续表

检查项目	评分	得分
7　共济失调： 目的是发现双侧小脑病变的迹象。实验时双眼睁开，若有视觉缺损，应确保实验在无缺损视野内进行。双侧指鼻、跟膝胫试验，共济失调与无力明显不成比例时计分。如患者不能理解或肢体瘫痪不计分。盲人用伸展的上肢摸鼻。若为截肢或关节融合计9分，并解释清楚	0=没有共济失调 1=一侧肢体有 2=两侧肢体有 如有共济失调： 左上肢，1=是，2=否，9=截肢或关节融合 解释： 右上肢，1=是，2=否，9=截肢或关节融合 解释： 左下肢，1=是，2=否，9=截肢或关节融合 解释： 右下肢，1=是，2=否，9=截肢或关节融合 解释：	
8　感觉：用针检查。测试时，用针尖刺激和撤除刺激观察昏迷或失语患者的感觉和表情。只对与脑卒中有关的感觉缺失评分。偏身感觉丧失者需要精确检查，应测试身体多处部位；上肢（不包括手）、下肢、躯干、面部。严重或完全的感觉缺失计2分。昏迷或失语者可计1分或0分。脑干卒中双侧感觉缺失计2分。无反应及四肢瘫痪者计2分。昏迷患者（1a=3）计2分	0=正常，没有感觉缺失 1=轻至中度，患侧针刺感不明显或为迟钝或仅有触觉 2=严重到感觉完全缺失，面、上肢、下肢无触觉	

续表

	检查项目	评分	得分
9	语言： 命名、阅读测试。要求患者说出物品名称、读所列的句子。从患者的反应以及一般神经系统检查中对指令的反应判断理解能力。若视觉缺损干扰测试，可使患者识别放在手中的物品，重复和发音。气管插管者手写回答。昏迷患者（1a=3）计3分，给恍惚或不合作者选择一个计分，但3分仅给哑人或一点都不执行指令的人	0=正常，无失语 1=轻至中度：流利程度和理解能力有一些缺损，但表达无明显受限 2=严重失语，交流是通过患者破碎的语言表达，听者需推理、询问、猜测，能交换的信息范围有限，检查者感到交流困难 3=哑或完全失语，不能讲或不能理解	
10	构音障碍： 不要告诉患者为什么做测试。读或重复附表上的单词。若患者有严重的失语，评估自发语言时发音的清晰度。若患者因气管插管或其他物理障碍不能讲话计9分。同时注明原因	0=正常 1=轻至中度，至少有一些发音不清，虽然困难，但能被理解 2=言语不清，不能被理解 9=气管插管或其他物理障碍，解释：	
11	忽视症： 若患者严重视觉缺失影响双侧视觉的同时检查，皮肤刺激正常，则计分为正常。若患者失语，但确实表现为关注双侧，计分正常。通过检查患者对左右侧同时发生的皮肤感觉和视觉刺激的识别能力来判断患者是否有忽视。将标准图显示给患者，要求他来描述。医生鼓励患者仔细看图，识别图中左右侧的特征。如果	0=没有忽视症 1=视、触、听、空间觉或个人的忽视；或对任何一种感觉的双侧同时刺激消失 2=严重的偏身忽视：超过一种形式的偏身忽视；不认识自己的手，只对一侧空间定位	

续表

检查项目	评分	得分
患者不能识别一侧图的部分内容，则定为异常。然后，医生请患者闭眼，分别检测上肢或下肢针刺觉来评估双侧皮肤感觉。若患者有一侧感觉忽略则为异常		

注：①按表评分，记录结果。不要更改计分，计分所反映的是患者的实际情况，而不是医生认为患者应该是什么情况。快速检查同时记录结果。除非必要的指点，不要训练患者（如反复要求患者做某种努力）。②如部分项目未评定，应在表格中详细说明。未评定的项目应通过监测录像回顾研究，并与检查者共同探讨。③第五、六项检查须分开左侧和右侧评分，填写总分时将 5a 和 5b、6a 和 6b 计算在内。

附表 7 Essen 卒中风险评分量表

危险因素	分值(分)
<65 岁	0
65~75 岁	1
>75 岁	2
高血压	1
糖尿病	1
既往心肌梗死	1
其他心血管疾病（除外房颤和心肌梗死）	1
外周动脉疾病	1
吸烟	1
既往缺血性脑卒中 / 短暂性脑缺血发作病史	1

注：最高分值：9 分；0~2 分：低危，3~6 分：中危，7~9 分：高危。

附表 8　HAS-BLED 评分

危险因素	分值(分)
高血压(H)	1
肾功能异常(A)	1
肝功能异常(A)	1
脑卒中病史(S)	1
大出血病史或出血性倾向(B)	1
INR 在治疗范围内的时间 <60%(L)	1
老年 >65 岁(E)	1
抗血小板药物或非类固醇类药物应用(D)	1
过度饮酒(D)	1
总分	9

注:INR:国际标准化比值;高血压指收缩压 >160mmHg;肝功能异常指慢性肝病(如肝硬化)或显著的生化指标紊乱(如胆红素 >正常值上限的 2 倍,且谷丙转氨酶 / 碱性磷酸酶 >正常值上限的 3 倍等);肾功能异常定义为慢性透析或肾移植或血肌酐≥ 200μmol/L;出血指既往有出血病史和 / 或出血的诱因,如出血体质、贫血等;INR 不稳定指 INR 值易变 / 偏高或达不到治疗范围(如 <60%);药物 / 饮酒指合并用药,如抗血小板药物、非甾体抗炎药、嗜酒等。非瓣膜病房颤患者开始抗凝治疗前应进行出血风险评估。国内外指南等均推荐应用 HAS-BLED 评分,≥ 3 分视为高危患者,应规律复诊,严密观察以防出血事件(Ⅱ a)。但是应用该评分的目的并非要使出血高危患者不接受抗凝治疗,而是使临床医生有客观的工具评估房颤患者的出血风险,及时纠正未被控制的出血危险因素(Ⅱ a)。

参考文献

[1] 中国疾病控制预防中心 . 2018 中国成人烟草调查内容摘要 [OL]. (2019-08-14) [2020-02-05]. http://www. chinacdc. cn/jkzt/sthd_3844/slhd_4156/201908/t20190814_204616. html.

[2] GAN Q, SMITH K R, HAMMOND S K, et al. Estimating the burden of disease from passive smoking in China in 2002-preliminary results [C]. Beijing: Proceedings of the 10th International Conference on Indoor Air Quality and Climate, 2005.

[3] LAVI S, PRASAD A, YANG E H, et al. Smoking is associated with epicardial coronary endothelial dysfunction and elevated white blood cell count in patients with chest pain and early coronary artery disease [J]. Circulation, 2007, 115 (20): 2621-2627.

[4] KANITZ M G, GIOVANNUCCI S J, JONES J S, et al. Mycardial infarction in young adults: Risk factors an clinical features [J]. J Emerg Med, 1996, 14 (2): 139-145.

[5] HASDAI D, GARRATT K N, GRILL D E, et al. Effect of smoking status on the long-term outcome after successful percutaneous coronary revascularization [J]. N Engl J Med, 1997, 336 (11): 755-761.

[6] GOLDENBERG I, JONAS M, TENENBAUM A, et al. Current smoking, smoking cessation, and the risk of sudden cardiac death in patients with coronary artery disease [J]. Arch Intern Med, 2003, 163 (19): 2301-2305.

[7] SHINTON R, BEEVERS G. Meta-analysis of relation between cigarette smoking and stroke [J]. BMJ, 1989, 298 (6676): 789-794.

[8] FREUND K M, BELANGER A J, D'AGOSTINO R B, et al. The health risks of smoking. The Framingham Study: 34 years of follow-up [J]. Ann Epidemiol, 1993, 3 (4): 417-424.

[9] 许晓丽 , 赵丽云 , 房红芸 , 等 . 2010-2012 年中国 15 岁及以上居民饮酒状况 [J]. 卫生研究 , 2016, 45 (4): 534-537, 567.

[10] 李亚茹 , 王婧 , 赵丽云 , 等 . 中国成年人饮酒习惯及影响因

素 [J]. 中华流行病学杂志 , 2018, 39 (7): 898-903.

[11] 房玥晖 , 何宇纳 , 白国银 , 等 . 2010—2012 年中国成年女性居民饮酒行为现状及影响因素分析 [J]. 中华流行病学杂志 , 2018, 39 (11): 1432-1437.

[12] 房玥晖 , 何宇纳 , 白国银 , 等 . 2012 年中国 20~79 岁男性饮酒现状分析 [J]. 中华流行病学杂志 , 2018, 39 (3): 280-285.

[13] 杨月欣 , 张环美 .《中国居民膳食指南 (2016)》简介 [J]. 营养学报 , 2016, 38 (3): 209-217.

[14] WHO. International guide for monitoring alcohol consumption and related harm [M]. Geneva: World Health Organization, 2000: 54.

[15] BAZZANO L A, GU D, REYNOLDS K, et al. Alcohol consumption and risk for stroke among Chinese men [J]. Ann Neurol, 2007, 62 (6): 569-578.

[16] 郝伟 . 酒精相关障碍的诊断与治疗指南 [M]. 北京 : 人民卫生出版社 , 2015.

[17] MENTE A, DE KONING L, SHANNON H S, et al. A systematic review of the evidence supporting a causal link between dietary factors and coronary heart disease [J]. Arch Intern Med, 2009, 169 (7): 659-669.

[18] NETTLETON J A, POLAK J F, TRACY R, et al. Dietary patterns and incident cardiovascular disease in the multi-ethnic study of atherosclerosis [J]. Am J Clin Nutr, 2009, 90 (3): 647-654.

[19] 世界卫生组织 . 饮食身体活动与健康全球战略 : 在世界各地促进食用水果和蔬菜 [EB/OL]. [2020-03-05]. https://www. who. int/diet-physicalactivity/fruit/zh/.

[20] WANG X, OUYANG Y, LIU J, et al. Fruit and vegetable consumption and mortality from all causes, cardiovascular disease, and cancer: Systematic review and dose-response meta-analysis of prospective cohort studies [J]. BMJ, 2014, 349: g4490.

[21] LEENDERS M, SLUIJS I, ROS M M, et al. Fruit and vegetable consumption and mortality: European prospective investigation into cancer and nutrition [J]. Am J Epidemiol, 2013, 178 (4): 590-602.

[22] CROWE F L, RODDAM A W, KEY T J, et al. Fruit and vegetable intake and mortality from ischaemic heart disease: results from the European Prospective Investigation into Cancer and Nutrition (EPIC)-Heart study [J]. Eur Heart J, 2011, 32 (10): 1235-1243.

[23] LI X Y, CAI X L, BIAN P D, et al. High salt intake and stroke: meta-analysis of the epidemiologic evidence [J]. CNS Neurosci Ther, 2012, 18 (8): 691-701.

[24] NG S W, HOWARD A G, WANG H J, et al. The physical activity

transition among adults in China: 1991-2011 [J]. Obes Rev, 2014, 15 Suppl 1: 27-36.

[25] TIAN Y, JIANG C, WANG M, et al. BMI, leisure-time physical activity, and physical fitness in adults in China: results from a series of national surveys, 2000-14 [J]. Lancet Diabetes Endocrinol, 2016, 4 (6): 487-497.

[26] BIJNEN F C, CASPERSEN C J, FESKENS E J, et al. Physical activity and 10-year mortality from cardiovascular diseases and all causes: The Zutphen Elderly Study [J]. Arch Intern Med, 1998, 158 (14): 1499-1505.

[27] ELLEKJAER H, HOLMEN J, ELLEKJAER E, et al. Physical activity and stroke mortality in women. Ten-year follow-up of the Nord-Trondelag health survey, 1984-1986 [J]. Stroke, 2000, 31 (1): 14-18.

[28] 中国疾病预防控制中心，中国疾病预防控制中心慢性非传染性疾病预防控制中心. 中国慢性病及其危险因素监测报告 2010 [M]. 北京：军事医学出版社，2012.

[29] LEONG D P, TEO K K, RANGARAJAN S, et al. Prognostic value of grip strength: findings from the Prospective Urban Rural Epidemiology (PURE) study [J]. Lancet, 2015, 386 (9990): 266-273

[30] MI Y J, ZHANG B, WANG H J, et al. Prevalence and Secular Trends in Obesity Among Chinese Adults, 1991-2011 [J]. Am J Prev Med, 2015, 49 (5): 661-669.

[31] HE Y, PAN A, WANG Y, et al. Prevalence of overweight and obesity in 15. 8 million men aged 15-49 years in rural China from 2010 to 2014 [J]. Sci Rep, 2017, 7 (1): 5012.

[32] MONGRAW-CHAFFIN M L, PETERS S, HUXLEY R R, et al. The sex-specific association between BMI and coronary heart disease: a systematic review and meta-analysis of 95 cohorts with 1.2 million participants [J]. Lancet Diabetes Endocrinol, 2015, 3 (6): 437-449.

[33] LU Y, HAJIFATHALIAN K, EZZATI M, et al. Metabolic mediators of the effects of body-mass index, overweight, and obesity on coronary heart disease and stroke: a pooled analysis of 97 prospective cohorts with 1.8 million participants [J]. Lancet, 2014, 383 (9921): 970-983.

[34] TEDROW U B, CONEN D, RIDKER P M, et al. The long and short term impact of elevated body mass index on the risk of new atrial fibrillation in the Women's Health Study [J]. J Am Coll Cardiol, 2010, 55 (21): 2319-2327.

[35] LIM Y M, YANG P S, JANG E, et al. Body Mass Index Variability

and Long-term Risk of New-Onset Atrial Fibrillation in the General Population: A Korean Nationwide Cohort Study [J]. Mayo Clin Proc, 2019, 94 (2): 225-235.

[36] 施继红 , 季春鹏 , 邢爱君 , 等 . 收缩压联合体重指数对新发心房颤动的影响 [J]. 中华心血管病杂志 , 2016, 44 (3): 231-237.

[37] HUANG Y, WANG Y, WANG H, et al. Prevalence of mental disorders in China: a cross-sectional epidemiological study [J]. Lancet Psychiatry, 2019, 6 (3): 211-224.

[38] 刘春燕 , 赵中 , 蔡小红 , 等 . 苏州市高新区中老年高血压患者抑郁发生状况及相关因素分析 [J]. 华南预防医学 , 2020, 46 (1): 50-52.

[39] 赵曼 . 心血管内科门诊患者焦虑、抑郁发生率及其影响因素 [D]. 长沙 : 中南大学 , 2011.

[40] 吴增颖 , 张钲 . 原发性高血压合并焦虑、抑郁的临床特点及其和心率变异性关系 [C]. 第二届中国心脏重症大会论文集 , 2013: 138-140.

[41] 叶林峰 , 黄财城 , 陈建东 , 等 . 焦虑抑郁情绪对高血压患者清晨血压的影响 [J]. 心血管病防治知识 (学术版), 2015 (11): 9-11.

[42] BALESTRIERI M, BISOFFI G, TANSELLA M, et al. Identification of depression by medical and surgical general hospital physicians [J]. Gen Hosp Psychiatry, 2002, 24 (1): 4-11.

[43] HALES R E, YUDOFSKY S C, GABBARD G O.. 精神病学教科书 [M]. 张明园 , 肖泽萍 , 译 . 5 版 . 北京 : 人民卫生出版社 , 2010: 679-680.

[44] ORTH-GOMER K C M. Social stress/strain and heart disease in women [M]. //DESMOND G J, WENGER N K. Women and heart disease. London: Martin Dunitz, 1997: 407-420.

[45] JA S, LD K, MSV E, et al. Trauma Exposure and Posttraumatic Stress Disorder Symptoms Predict Onset of Cardiovascular Events in Women [J]. Circulation, 2015, 132 (4): 251-259.

[46] FORD D E, MEAD L A, CHANG P P, et al. Depression is a risk factor for coronary artery disease in men: the precursors study [J]. Arch Intern Med, 1998, 158 (13): 1422-1426.

[47] LETT H S, BLUMENTHAL J A, BABYAK M A, et al. Depression as a risk factor for coronary artery disease: evidence, mechanisms, and treatment [J]. Psychosom Med, 2004, 66 (3): 305-315.

[48] EMDIN C A, ODUTAYO A, WONG C X, et al. Meta-Analysis of Anxiety as a Risk Factor for Cardiovascular Disease [J]. Am J Cardiol, 2016, 118 (4): 511-519.

[49] MATTHEWS K A, GUMP B B, HARRIS K F, et al. Hostile

behaviors predict cardiovascular mortality among men enrolled in the Multiple Risk Factor Intervention Trial [J]. Circulation, 2004, 109 (1): 66-70.

[50] MITTLEMAN M A, MACLURE M, SHERWOOD J B, et al. Triggering of acute myocardial infarction onset by episodes of anger. Determinants of Myocardial Infarction Onset Study Investigators [J]. Circulation, 1995, 92 (7): 1720-1725.

[51] MOSTOFSKY E, PENNER E A, MITTLEMAN M A. Outbursts of anger as a trigger of acute cardiovascular events: a systematic review and meta-analysis [J]. Eur Heart J, 2014, 35 (21): 1404-1410.

[52] 中国成人血脂异常防治指南修订联合委员会 . 中国成人血脂异常防治指南(2016 年修订版)[J]. 中国循环杂志 ,2016, 31 (10): 937-953.

[53] 赵文华 , 张坚 , 由悦 , 等 . 中国 18 岁及以上人群血脂异常流行特点研究 [J]. 中华预防医学杂志 , 2005, 39 (5): 306-310.

[54] 国家卫生计生委疾病预防控制局 . 中国居民营养与慢性病状况报告 2015 [M]. 北京 : 人民卫生出版社 , 2015.

[55] 李剑虹 , 米生权 , 李镒冲 , 等 . 2010 年我国成年人血脂水平及分布特征 [J]. 中华预防医学杂志 , 2012, 46 (7): 607-612.

[56] ZHANG M, DENG Q, WANG L, et al. Prevalence of dyslipidemia and achievement of low-density lipoprotein cholesterol targets in Chinese adults: A nationally representative survey of 163, 641 adults [J]. Int J Cardiol, 2018, 260: 196-203.

[57] HOLMES M V, ASSELBERGS F W, PALMER T M, et al. Mendelian randomization of blood lipids for coronary heart disease [J]. Eur Heart J, 2015, 36 (9): 539-550.

[58] ZHOU M, WANG H, ZENG X, et al. Mortality, morbidity, and risk factors in China and its provinces, 1990-2017: a systematic analysis for the Global Burden of Disease Study 2017 [J]. Lancet, 2019, 394 (10204): 1145-1158.

[59] ZHANG X, LIU J, WANG M, et al. Twenty-year epidemiologic study on LDL-C levels in relation to the risks of atherosclerotic event, hemorrhagic stroke, and cancer death among young and middle-aged population in China [J]. J Clin Lipidol, 2018, 12 (5): 1179-1189.

[60] GU X, LI Y, CHEN S, et al. Association of Lipids With Ischemic and Hemorrhagic Stroke: A Prospective Cohort Study Among 267 500 Chinese [J]. Stroke, 2019, 50 (12): 3376-3384.

[61] XU Y, WANG L, HE J, et al. Prevalence and control of diabetes in Chinese adults [J]. JAMA, 2017, 310 (9): 948-959.

[62] WANG L, GAO P, ZHANG M, et al. Prevalence and Ethnic Pattern of Diabetes and Prediabetes in China in 2013 [J]. JAMA, 2017, 317 (24): 2515-2523.

[63] International Diabetes Federation. The 9th edition of the diabetes atlas. 2019 [R/OL]. [2020-07-28]. http://www. diabetesatlas. org.

[64] American Diabetes Association. Cardiovascular disease and risk management: standards of medical care in diabetes-2018 [J]. Diabetes Care, 2018, 41 (Suppl 1): S86-S104.

[65] SARWAR N, GAO P, SESHASAI S R, et al. Diabetes mellitus, fasting blood glucose concentration, and risk of vascular disease: a collaborative meta-analysis of 102 prospective studies [J]. Lancet, 2010, 375 (9733): 2215-2222.

[66] HU D Y, PAN C Y, YU J M, et a1. The relationship between coronary artery disease and abnormal glucose regulation in China: the China Heart Survey [J]. Eur Heart J, 2006, 27 (21): 2573-2579.

[67] JI L, HU D, PAN C, et a1. Primacy of the 3B approach to control risk factors for cardiovascular disease in type 2 diabetes patients [J]. Am J Med, 2013, 126 (10): 925.

[68] WANG Z, CHEN Z, ZHANG L, et al. Status of hypertension in China: results from the China Hypertension Survey, 2012-2015 [J]. Circulation, 2018, 137 (22): 2344-2356.

[69] LIU Z. Dietary sodium and the incidence of hypertension in the Chinese population: a review of nationwide surveys [J]. Am J Hypertens, 2009, 22 (9): 929-933.

[70] WANG J G, LI Y. Characteristics of hypertension in Chinese and their relevance for the choice of antihypertensive drugs [J]. Diabetes Metab Res Rev, 2012, 28 (Suppl 2): 67-72.

[71] 冯宝玉，陈纪春，李莹，等．中国成年人超重和肥胖与高血压发病关系的随访研究 [J]. 中华流行病学杂志，2016, 37 (5):606-611.

[72] XIN X, HE J, FRONTINI M G, et al. Effects of alcohol reduction on blood pressure: a meta-analysis of randomized controlled trials [J]. Hypertension, 2001, 38 (5): 1112-1117.

[73] PAN Y, CAI W, CHENG Q, et al. Association between anxiety and hypertension: a systematic review and meta-analysis of epidemiological studies [J]. Neuropsychiatr Dis Treat, 2015, 11: 1121-1130.

[74] LEWINGTON S, CLARKE R, QIZILBASH N, et al. Age-specific relevance of usual blood pressure to vascular mortality: a meta-analysis of individual data for one million adults in 61 prospective studies [J]. Lancet, 2002, 360 (9349): 1903-1913.

[75] LAWES CM, RODGERS A, BENNETT D A, et al. Blood pressure

and cardiovascular disease in the Asia Pacific region [J]. J Hypertens, 2003, 21 (4): 707-716.

[76] DOLAN E, STANTON A, THIJS L, et al. Superiority of ambulatory over clinic blood pressure measurement in predicting mortality: the Dublin outcome study [J]. Hypertension, 2005, 46 (1): 156-161.

[77] JOHANSSON J K, NIIRANEN T J, PUUKKA P J, et al. Prognostic value of the variability in home-measured blood pressure and heart rate: the Finn-Home Study [J]. Hypertension, 2012, 59 (2): 212-218.

[78] GROUP S R, WRIGHT J T, WILLIAMSON J D, et al. A randomized trial of intensive versus standard blood-pressure control [J]. N Engl J Med, 2015, 373 (22): 2103-2116.

[79] HUO Y, LI J, QIN X, et al. Efficacy of folic acid therapy in primary prevention of stroke among adults with hypertension in China: the CSPPT randomized clinical trial [J]. JAMA,2015, 313 (13): 1325-1335.

[80] 中国高血压联盟《家庭血压监测指南》委员会 . 2019 中国家庭血压监测指南 [J]. 中国医学前沿杂志 (电子版), 2019, 11 (5): 21-25.

[81] WU Y, LIU X, LI X, et al. Estimation of 10-year risk of fatal and nonfatal ischemic cardiovascular diseases in Chinese adults [J]. Circulation, 2006, 114 (21): 2217-2225.

[82] 国家"十五"攻关"冠心病、脑卒中综合危险度评估及干预方案的研究"课题组 . 国人缺血性心血管病发病危险的评估方法及简易评估工具的开发研究 [J]. 中华心血管病杂志 , 2003, 31 (12):893-901.

[83] 王薇 , 赵冬 , 刘静 , 等 . 中国 35~64 岁人群心血管病危险因素与发病危险预测模型的前瞻性研究 [J]. 中华心血管病杂志 ,2003, 31 (12): 902-908.

[84] YANG X, LI J, HU D, et al. Predicting the 10-year risks of atherosclerotic cardiovascular disease in Chinese population: the China-PAR project (prediction for ASCVD risk in China) [J]. Circulation, 2016, 134 (19): 1430-1440.

[85] 中国高血压防治指南修订委员会 . 中国高血压防治指南 (2018 年修订版) [J]. 中国心血管病杂志 , 2019, 24 (1): 1-46.

[86] 中国心血管病预防指南 (2017) 写作组 , 中华心血管病杂志编辑委员会 . 中国心血管病预防指南 (2017) [J]. 中华心血管病杂志 , 2018, 46 (1): 10-25.

[87] 中国心血管病风险评估和管理指南编写联合委员会 . 中国心血管病风险评估和管理指南 [J]. 中国循环杂志 , 2019,34 (1): 4-28.

[88] 中华医学会糖尿病学分会 . 中国 2 型糖尿病防治指南 (2017 版) [J]. 中华糖尿病杂志 , 2018, 10 (1): 4-67.

[89] ARTINIAN N T, FLETCHER G F, MOZAFFARIAN D, et al. Interventions to promote physical activity and dietary lifestyle changes for cardiovascular risk factor reduction in adults: a scientific statement from the American Heart Association [J]. Circulation, 2010, 122 (4): 406-441.

[90] GRATZIOU C. Respiratory, cardiovascular and other physiological consequences of smoking cessation [J]. Curr Med Res Opin, 2009, 25 (2): 535-545.

[91] XU G, LIU X, WU W, et al. Recurrence after ischemic stroke in chinese patients: impact of uncontrolled modifiable risk factors [J]. Cerebrovasc Dis, 2007, 23 (2-3): 117-120.

[92] CRITCHLEY J A, CAPEWELL S. Mortality risk reduction associated with smoking cessation in patients with coronary heart disease: a systematic review [J]. JAMA, 2003, 290 (1): 86-97

[93] 朱中玉，高传玉，牛振民，等. 冠心病患者冠状动脉介入治疗后吸烟对临床预后的影响 [J]. 中华心血管病杂志，2009,37 (9): 777-779.

[94] VAN DOMBURG R T, MEETER K, VAN BERKEL D F, et al. Smoking cessation reduces mortality after coronary artery bypass surgery: a 20-year follow-up study [J]. J Am Coll Cardiol, 2000, 36 (3): 878-883.

[95] HALLSTROM A P, COBB L A, RAY R. Smoking as a risk factor for recurrence of sudden cardiac arrest [J]. Engl J Med, 1986, 314: 271-275.

[96] JONASON T, BERGSTRÖM R. Cessation of smoking in patients with intermittent claudication. Effects on the risk of peripheral vascular complications, myocardial infarction and mortality [J]. Acta Med Scand, 1987, 221 (3): 253-260.

[97] BENOWITZ N L. Cigarette smoking and cardiovascular disease: pathophysiology and implications for treatment [J]. Prog Cardiovasc Dis, 2003, 46 (1): 91-111.

[98] 丁荣晶，傅媛媛，王桂莲，等. 急性冠脉综合征患者吸烟现状及简短干预效果评价 [J]. 中华内科杂志，2010, 49 (1): 32-34.

[99] GRISWOLD M G, FULLMAN N, HAWLEY C, et al. Alcohol use and burden for 195 countries and territories, 1990-2016: a systematic analysis for the Global Burden of Disease Study 2016 [J]. Lancet, 2018, 392 (10152): 1015-1035.

[100] 中国营养学会. 中国居民膳食指南 (2016 版) [M]. 北京：人民卫生出版社，2016.

[101] AUNE D, KEUM N, GIOVANNUCCI E, et al. Whole grain con-

sumption and risk of cardiovascular disease, cancer, and all cause and cause specific mortality: systematic review and dose-response meta-analysis of prospective studies [J]. BMJ, 2016, 353: i2716.

[102] CHEN J, GU D, HUANG J, et al. Metabolic syndrome and salt sensitivity of blood pressure in non-diabetic people in China: a dietary intervention study [J]. Lancet, 2009, 373 (9666): 829-835.

[103] SAFI U K, MUHAMMAD U K, HARIS R, et al. Effects of Nutritional Supplements and Dietary Interventions on Cardiovascular Outcomes: An Umbrella Review and Evidence Map [J]. Ann Intern Med, 2019, 171 (3): 190-198.

[104] 李红娟，王正珍，隋雪梅，等. 运动是良医：最好的循证实践 [J]. 北京体育大学学报，2013, 36 (6): 43-48.

[105] LOLLGEN H, BOCKENHOFF A, KNAPP G. Physical activity and all-cause mortality: an updated meta-analysis with different intensity categories [J]. Int J Sports Med, 2009, 30 (3): 213-224.

[106] SATTELMAIR J, PERTMAN J, DING E L, et al. Dose response between physical activity risk of coronary heart disease: a meta-analysis [J]. Circulation, 2011, 124 (7): 789-795.

[107] MOORE S C, PATEL A V, MATTHEWS C E, et al. Leisure time physical activity of moderate to vigorous intensity and mortality: a large pooled cohort analysis [J]. PLoS Med, 2012, 9 (11): e1001335.

[108] SAMITZ G, EGGER M, ZWAHLEN M. Domains of physical activity and all-cause mortality: systematic review and dose-response meta-analysis of cohort studies [J]. Int J Epidemiol, 2011, 40 (5): 1382-1400.

[109] CAMPBELL F B L, MESSINA J, DAY M, et al. National Institute for Health and Clinical Excellence (NICE) public health intervention guidance physical activity: BA for adults in primary care. Review of effectiveness evidence [M]. London: National Institute for Health and Clinical Excellence, 2012.

[110] ELLEY CR, KERSE N, ARROLL B, et al. Effectiveness of counselling patients on physical activity in general practice: cluster randomised controlled trial [J]. BMJ, 2003, 326 (7393): 793.

[111] GARRETT S, ELLEY C R, ROSE S B, et al. Are physical activity interventions in primary care and the community cost-effective? A systematic review of the evidence [J]. Br J Gen Pract, 2011, 61 (584): e125-e133.

[112] BORJESSON M, URHAUSEN A, KOUIDI E, et al. Cardiovascular evaluation of middle-aged/senior individuals engaged in leisure-

time sport activities: position stand from the sections of exercise physiology and sports cardiology of the European Association of Cardiovascular Prevention and Rehabilitation [J]. Eur J Cardiovasc Prev Rehabil, 2011, 18 (3): 446-458.

[113] FLETCHER G F, ADES P A, KLIGFIELD P, et al. Exercise standards for testing and training: a scientific statement from the American Heart Association [J]. Circulation, 2013, 128 (8): 873-934.

[114] Physical Activity Guidelines Advisory Committee. Physical Activity Guidelines Advisory Committee Report [M]. Washington DC: U. S. Department of Health and Human Services, 2008.

[115] LEE D C, PATE R R, LAVIE C J, et al. Leisure-time running reduces all-cause and cardiovascular mortality risk [J]. J Am Coll Cardiol, 2014, 64 (5): 472-481.

[116] GODINO J G, GOLASZEWSKI N M, NORMAN G J, et al. Text messaging and brief phone calls for weight loss in overweight and obese English-and Spanish-speaking adults: A 1-year, parallel-group, randomized controlled trial [J]. PLoS Med, 2019, 16 (9): e1002917.

[117] PATRICK K, RAAB F, ADAMS M A, et al. A text message-based intervention for weight loss: randomized controlled trial [J]. J Med Internet Res, 2009, 11 (1): e1.

[118] SHERRINGTON A, NEWHAM J J, BELL R, et al. Systematic review and meta-analysis of internet-delivered interventions providing personalized feedback for weight loss in overweight and obese adults [J]. Obes Rev, 2016, 17 (6): 541-551.

[119] SEMLITSCH T, STIGLER F L, JEITLER K, et al. Management of overweight and obesity in primary care-A systematic overview of international evidence-based guidelines [J]. Obes Rev, 2019, 20 (9): 1218-1230.

[120] 中国肥胖问题工作组 . 中国成人超重和肥胖症预防与控制指南 (试行) [M]. 北京:人民卫生出版社, 2006.

[121] 中华医学会内分泌学分会肥胖学组 . 中国成人肥胖症防治专家共识 [J]. 中华内分泌代谢杂志 , 2011, 27 (9): 711-717.

[122] RUBINO F, NATHAN D M, ECKEL R H, et al. Metabolic Surgery in the Treatment Algorithm for Type 2 Diabetes: A Joint Statement by International Diabetes Organizations [J]. Diabetes Care, 2016, 39 (6): 861-877.

[123] 王勇 , 王存川 , 朱晒红 , 等 . 中国肥胖及 2 型糖尿病外科治疗指南 (2019 版) [J]. 中国实用外科杂志 , 2019, 39 (4): 301-306.

[124] DOMBROWSKI S U, KNITTLE K, AVENELL A, et al. Long term maintenance of weight loss with non-surgical interventions in obese adults: systematic review and meta-analyses of randomised controlled trials [J]. BMJ, 2014, 348: g2646.

[125] LARSEN T M, DALSKOV S M, VAN BAAK M, et al. Diets with high or low protein content and glycemic index for weight-loss maintenance [J]. N Engl J Med, 2010, 363 (22): 2102-2113.

[126] 马文林 . GICR-IACPR 心血管疾病预防和康复最佳心理实践意见书精要 [J]. 中国全科医学 , 2019, 22 (18): 2151-2155.

[127] TAN M P, MORGAN K. Psychological interventions in cardiovascular disease: an update [J]. Curr Opin Psychiatry, 2015, 28 (5): 371-377.

[128] KUBZANSKY L D, HUFFMAN J C, BOEHM J K, et al. Positive Psychological Well-Being and Cardiovascular Disease:JACC Health Promotion Series [J]. J Am Coll Cardiol, 2018, 72 (12): 1382-1396.

[129] WOOLLEY A K, HADJICONSTANTINOU M, DAVIES M, et al. Online patient education interventions in type 2 diabetes or cardiovascular disease: A systematic review of systematic reviews [J]. Prim Care Diabetes, 2019, 13 (1): 16-27.

[130] WILLIS A W, BROWN O N, GREENE MW. The use of psychological methodologies in cardiovascular disease interventions promoting a Mediterranean style diet: A systematic review [J]. Nutr Metab Cardiovasc Dis, 2019, 29 (4): 325-333.

[131] WISTER A, LOEWEN N, KENNEDY-SYMONDS H, et al.One-year follow-up of a therapeutic lifestyle intervention targeting cardiovascular disease risk [J]. CMAJ, 2007, 177 (8): 859-865.

[132] SVENSSON T, INOUE M, SAWADA N, et al. Coping strategies and risk of cardiovascular disease incidence and mortality: the Japan Public Health Center-based prospective Study [J]. Eur Heart J, 2016, 37 (11): 890-899.

[133] TAYLOR C B, CONRAD A, WILHELM F H, et al. Does improving mood in depressed patients alter factors that may affect cardiovascular disease risk？ [J]. J Psychiatr Res, 2009, 43 (16): 1246-1252.

[134] LAVIE C J, MENEZES A R, DE SCHUTTER A, et al. Impact of Cardiac Rehabilitation and Exercise Training on Psychological Risk Factors and Subsequent Prognosis in Patients With Cardiovascular Disease [J]. Can J Cardiol, 2016, 32 (10 Suppl 2): S365-S373.

[135] 王向群 , 赵旭东 . 心身医学实践 [M]. 北京：中国协和医科大学出版社 , 2015: 88-103.

[136] WONG M L, DONG C, ESPOSITO K, et al. Elevated stress-hemoconcentration in major depression is normalized by antidepressant treatment: secondary analysis from a randomized, double-blind clinical trial and relevance to cardiovascular disease risk [J]. PLoS One, 2008, 3 (7): e2350.

[137] 陆林 . 沈渔邨精神病学 [M]. 6 版 . 北京 : 人民卫生出版社 ,2018: 895.

[138] 姜乾金 . 医学心理学 [M]. 2 版 . 北京 : 人民卫生出版社 , 2005: 210-217, 220-223.

[139] Cholesterol Treatment Trialists'(CTT) Collaboration, FULCHER J, O'CONNELL R, et al. Efficacy and safety of LDL-lowering therapy among men and women: meta-analysis of individual data from 174, 000 participants in 27 randomised trials [J]. Lancet, 2015, 385 (9976): 1397-1405.

[140] FERENCE B A, YOO W, ALESH I, et al. Effect of long-term exposure to lower low-density lipoprotein cholesterol beginning early in life on the risk of coronary heart disease: a Mendelian randomization analysis [J]. J Am Coll Cardiol, 2012, 60: 2631-2639.

[141] XING Y, LIU J, HAO Y, et al. CCC-ACS Investigators. Prehospital statin use and low-density lipoprotein cholesterol levels at admission in acute coronary syndrome patients with history of myocardial infarction or revascularization: Findings from the Improving Care for Cardiovascular Disease in China (CCC) project [J]. Am Heart J, 2019, 212: 120-128.

[142] WEI J W, WANG J G, HUANG Y, et al. China QUEST Investigators. Secondary prevention of ischemic stroke in urban China [J]. Stroke, 2010, 41 (5): 967-974.

[143] WANG C J, WANG Y L, LI Z X, et al. The Management of LDL Cholesterol and Predictors of Goal Achievement in Stroke Patients in China: A Cross-Sectional Study [J]. CNS Neurosci Ther, 2016, 22 (7): 577-583.

[144] CANNON C P, BLAZING M A, GIUGLIANO R P, et al. Ezetimibe Added to Statin Therapy after Acute Coronary Syndromes [J]. N Engl J Med, 2015, 372 (25): 2387-2397.

[145] 中国胆固醇教育计划 (CCEP) 工作委员会 , 中国医疗保健国际交流促进会动脉粥样硬化血栓疾病防治分会 , 中国老年学和老年医学学会心血管病分会 , 等 . 中国胆固醇教育计划调脂治疗降低心血管事件专家建议 (2019) [J]. 中华内科杂志 , 2020, 59 (1): 18-22.

[146] SABATINE M S, GIUGLIANO R P, KEECH A C, et al. Evo-

locumab and Clinical Outcomes in Patients with Cardiovascular Disease [J]. N Engl J Med, 2017, 376 (18): 1713-1722.

[147] MACH F, BAIGENT C, CATAPANO A L, et al. ESC Scientific Document Group. 2019 ESC/EAS Guidelines for the management of dyslipidaemias: lipid modification to reduce cardiovascular risk [J]. Eur Heart J, 2020, 41 (1): 111-188.

[148] SEVER P S, DAHLÖF B, POULTER N R, et al. Prevention of coronary and stroke events with atorvastatin in hypertensive patients who have average or lower-than-average cholesterol concentrations, in the Anglo-Scandinavian Cardiac Outcomes Trial--Lipid Lowering Arm (ASCOT-LLA): a multicentre randomised controlled trial [J]. Lancet, 2003, 361 (9364): 1149-1158.

[149] GUPTA A, MACKAY J, WHITEHOUSE A, et al. Long-term mortality after blood pressure-lowering and lipid-lowering treatment in patients with hypertension in the Anglo-Scandinavian Cardiac Outcomes Trial (ASCOT) Legacy study: 16-year follow-up results of a randomised factorial trial [J]. Lancet, 2018, 392 (10153): 1127-1137.

[150] STEVENS W, PENEVA D, LI J Z, et al. Estimating the future burden of cardiovascular disease and the value of lipid and blood pressure control therapies in China [J]. BMC Health Serv Res, 2016, 16: 175.

[151] COLHOUN H M, BETTERIDGE D J, DURRINGTON P N, et al. Primary prevention of cardiovascular disease with atorvastatin in type 2 diabetes in the Collaborative Atorvastatin Diabetes Study (CARDS): multicentre randomised placebo-controlled trial [J]. Lancet, 2004, 364 (9435): 685-696.

[152] WANG T, LU J, SU Q, et al. Ideal Cardiovascular Health Metrics and Major Cardiovascular Events in Patients With Prediabetes and Diabetes [J]. JAMA Cardiol, 2019, 4 (9): 874-883.

[153] THRASHER J. Pharmacologic management of type 2 diabetes mellitus: available therapies [J]. Am J Med, 2017, 130 (6S): S4-S17.

[154] KARAGIANNIS T, LIAKOS A, BEKIARI E, et al. Efficacy and safety of once-weekly glucagon-like peptide 1 receptor agonists for the management of type 2 diabetes: a systematic review and meta-analysis of randomized controlled trials [J]. Diabetes Obes Metab, 2015, 17 (11): 1065-1074.

[155] ZACCARDI F, HTIKE Z Z, WEBB D R, et al. Benefits and harms of once-weekly glucagon-like peptide-1 receptor agonist treatments: a systematic review and network meta-analysis [J]. Ann

Intern Med, 2016, 164 (2): 102-113.
[156] ZELNIKER T A, WIVIOTT S D, RAZ I, et al. SGLT2 inhibitors for primary and secondary prevention of cardiovascular and renal outcomes in type 2 diabetes: a systematic review and meta-analysis of cardiovascular outcome trials [J]. Lancet, 2019, 393 (10166): 31-39.
[157] MARSO S P, DANIELS G H, BROWN-FRANDSEN K, et al. Liraglutide and Cardiovascular Outcomes in Type 2 Diabetes [J]. N Engl J Med, 2016, 375 (4): 311-322.
[158] IPP E, GENTER P, CHILDRESS K, et, al. Semaglutide and Cardiovascular Outcomes in Patients with Type 2 Diabetes [J]. N Engl J Med, 2017, 376 (9): 890-891.
[159] KRISTENSEN S L, RØRTH R, JHUND P S, et al. Cardiovascular, mortality, and kidney outcomes with GLP-1 receptor agonists in patients with type 2 diabetes: a systematic review and meta-analysis of cardiovascular outcome trials [J]. Lancet Diabetes Endocrinol, 2019, 7 (10): 776-785.
[160] WHITE W B, CANNON C P, HELLER S R, et al. EXAMINE Investigators. Alogliptin after acute coronary syndrome in patients with type 2 diabetes [J]. N Engl J Med, 2013,369 (14): 1327-1335.
[161] MARSO S P, BAIN S C, CONSOLI A, et, al. SUSTAIN-6 Investigators. Semaglutide and cardiovascular outcomes in patients with type 2 diabetes [J]. N Engl J Med, 2016, 375 (19): 1834-1844.
[162] ZINMAN B, WANNER C, LACHIN J M, et al. Empagliflozin, Cardiovascular Outcomes, and Mortality in Type 2 Diabetes [J]. N Engl J Med, 2015, 373 (22): 2117-2128.
[163] MAHAFFEY KW, NEAL B, PERKOVIC V, et al. Canagliflozinfor Primary and Secondary Prevention of Cardiovascular Events: Results From the CANVAS Program (Canagliflozin Cardiovascular Assessment Study) [J]. Circulation, 2018, 137 (4): 323-334.
[164] WIVIOTT S D, RAZ I, BONACA M P, et al. Dapagliflozin and Cardiovascular Outcomes in Type 2 Diabetes [J]. N Engl J Med, 2019, 380 (4): 347-357.
[165] MCMURRAY J J V, SOLOMON S D, INZUCCHI S E, et al. Dapagliflozin in Patients with Heart Failure and Reduced Ejection Fraction [J]. N Engl J Med, 2019, 381 (21): 1995-2008.
[166] 中华医学会，中华医学会杂志社，中华医学会全科医学分会，等. 慢性心力衰竭基层诊疗指南 (2019 年) [J]. 中华全科医师杂志，2019, 18 (10): 936-947.

[167] LIU L, ZHANG Y, LIU G, et al. The Felodipine Event Reduction (FEVER) study: a randomized long-term placebo-controlled trial in Chinese hypertensive patients [J]. J Hypertens, 2005, 23 (12): 2157-2172.

[168] GROUP A S, CUSHMAN W C, EVANS G W, et al. Effects of intensive blood-pressure control in type 2 diabetes mellitus [J]. N Engl J Med, 2010, 362 (17): 1575-1585.

[169] 中国老年医学学会高血压分会，中国医师协会高血压专业委员会．复方利血平氨苯蝶啶片临床应用中国专家共识 [J]. 中华高血压杂志，2016, 24 (9): 822-826.

[170] 胡盛寿，高润霖，刘力生，等．《中国心血管病报告 2018》概要 [J]. 中国循环杂志，2019, 34 (3): 209-220.

[171] DIERCKS D B, PEACOCK W F, HIESTAND B C, et al. Frequency and consequences of recording an electrocardiogram >10 minutes after arrival in an emergency room in non-ST-segment elevation acute coronary syndromes (from the CRUSADE Initiative) [J]. Am J Cardiol, 2006, 97 (4): 437-442.

[172] PATRONO C, ANDREOTTI F, ARNESEN H, et al. Antiplatelet agents for the treatment and prevention of atherothrombosis [J]. Eur Heart J, 2011, 32 (23): 2922-2932.

[173] VALGIMIGLI M, BUENO H, BYRNE R A, et al. 2017 ESC focused update on dual antiplatelet therapy in coronary artery disease developed in collaboration with EACTS: The Task Force for dual antiplatelet therapy in coronary artery disease of the European Society of Cardiology (ESC) and of the European Association for Cardio-Thoracic Surgery (EACTS) [J]. Eur Heart J, 2018, 39 (3): 213-260.

[174] Antithrombotic Trialists'(ATT) Collaboration, BAIGENT C, BLACKWELL L, et al. Aspirin in the primary and secondary prevention of vascular disease: collaborative meta-analysis of individual participant data from randomised trials [J]. Lancet, 2009, 373 (9678): 1849-1860.

[175] CAPRIE Steering Committee. A randomised, blinded, trial of clopidogrel versus aspirin in patients at risk of ischaemic events (CAPRIE). CAPRIE Steering Committee [J]. Lancet, 1996, 348 (9038): 1329-1339.

[176] SABATINE M S, GIUGLIANO R P, KEECH A C, et al. Evolocumab and Clinical Outcomes in Patients with Cardiovascular Disease [J]. N Engl J Med, 2017, 376 (18): 1713-1722.

[177] SCHWARTZ G G, STEG P G, SZAREK M, et al. Alirocumab and

Cardiovascular Outcomes after Acute Coronary Syndrome [J]. N Engl J Med, 2018, 379 (22): 2097-2107.

[178] BALLANTYNE C M, BANACH M, MANCINI G B J, et al. Efficacy and safety of bempedoic acid added to ezetimibe in statin-intolerant patients with hypercholesterolemia: A randomized, placebo-controlled study [J]. Atherosclerosis, 2018, 277: 195-203.

[179] CANNON C P, BLAZING M A, GIUGLIANO R P, et al. Ezetimibe Added to Statin Therapy after Acute Coronary Syndromes [J]. N Engl J Med, 2015, 372 (25): 2387-2397.

[180] FLATHER M D, YUSUF S, KØBER L, et al. Long-term ACE-inhibitor therapy in patients with heart failure or left-ventricular dysfunction: a systematic overview of data from individual patients. ACE-Inhibitor Myocardial Infarction Collaborative Group [J]. Lancet, 2000, 355 (9215): 1575-1581.

[181] POOLE-WILSON P A, SWEDBERG K, CLELAND J G, et al. Comparison of carvedilol and metoprolol on clinical outcomes in patients with chronic heart failure in the Carvedilol Or Metoprolol European Trial (COMET): randomised controlled trial [J]. Lancet, 2003, 362 (9377): 7-13.

[182] 习元堂，王素丹，袁丽宜，等．冠心舒通胶囊辅助治疗不稳定型心绞痛疗效的 Meta 分析与试验序贯分析 [J]. 中国药房，2019, 30 (7): 956-962.

[183] ZIMMERMANN FM, OMEROVIC E, FOURNIER S, et al. Fractional flow reserve-guided percutaneous coronary intervention vs. medical therapy for patients with stable coronary lesions: meta-analysis of individual patient data [J]. Eur Heart J, 2019, 40 (2): 180-186.

[184] BÖHM M, SCHUMACHER H, TEO K K, et al. Achieved blood pressure and cardiovascular outcomes in high-risk patients: results from ONTARGET and TRANSCEND trials [J]. Lancet, 2017, 389 (10085): 2226-2237.

[185] LAW M R, MORRIS J K, WALD N J. Use of blood pressure lowering drugs in the prevention of cardiovascular disease: meta-analysis of 147 randomised trials in the context of expectations from prospective epidemiological studies [J]. BMJ, 2009, 338: b1665.

[186] KIRCHHOF P, BENUSSI S, KOTECHA D, et al. 2016 ESC Guidelines for the management of atrial fibrillation developed in collaboration with EACTS [J]. Eur Heart J, 2016, 37 (38): 2893-2962.

[187] MCMURRAY J J, PACKER M, DESAI A S, et al. Angiotensin-

neprilysin inhibition versus enalapril in heart failure [J]. N Engl J Med, 2014, 371 (11): 993-1004.

[188] THOMOPOULOS C, PARATI G, ZANCHETTI A. Effects of blood-pressure-lowering treatment on outcome incidence in hypertension: 10-Should blood pressure management differ in hypertensive patients with and without diabetes mellitus ? Overview and meta-analyses of randomized trials [J]. J Hypertens, 2017, 35 (5): 922-944.

[189] HERNANDEZ A F, GREEN J B, JANMOHAMED S, et al. Albiglutide and cardiovascular outcomes in patients with type 2 diabetes and cardiovascular disease (Harmony Outcomes): a double-blind, randomised placebo-controlled trial [J]. Lancet, 2018, 392 (10157): 1519-1529.

[190] 抗血小板药物消化道损伤的预防和治疗中国专家共识组 . 抗血小板药物消化道损伤的预防和治疗中国专家共识 (2012 更新版) [J]. 中华内科杂志 , 2013, 52 (3): 264-270.

[191] 抗栓治疗消化道损伤防治专家组 . 抗栓治疗消化道损伤防治中国专家建议 (2016·北京) [J]. 中华内科杂志 , 2016,55 (7): 564-567.

[192] WANG W Z, JIANG B, SUN H X, et al. Prevalence, incidence, and mortality of stroke in China: results from a nationwide population-based survey of 480 687 adults [J]. Circulation, 2017, 135 (8): 759-771.

[193] 江滨 . 现阶段我国脑卒中流行特征及防治现状对全科医疗服务的启示和建议 [J]. 中国全科医学 , 2019, 22 (30): 3653-3661.

[194] O'DONNELL M J, SIULIM C, RANGARAJAN S, et al. Global and regional effects of potentially modifiable risk factors associated with acute stroke in 32 countries (INTERSTROKE): a case-control study [J]. The Lancet, 2016, 388 (10046): 761-775.

[195] 中国卒中学会 . 中国脑血管病临床管理指南 [M]. 北京 : 人民卫生出版社 , 2019.

[196] WANG Y, WANG Y, ZHAO X, et al. Clopidogrel with aspirin in acute minor stroke or transient ischemic attack [J]. N Engl J Med, 2013, 369 (1): 11-19.

[197] CONNOLLY S J, EIKELBOOM J, JOYNER C, et al.Apixaban in patients with atrial fibrillation [J]. N Engl J Med, 2011, 364 (9): 806-817.

[198] CONNOLLY S J, EZEKOWITZ M D, YUSUF S, et al. Dagigatran versus warfarin in patients with atrial fibrillation [J]. N Engl J Med, 2009, 361 (12): 1139-1151.

[199] GIUGLIANO R P, RUFF C T, BRAUNWARD E, et al. Edoxaban versus warfarin in patients with atrial fibrillation [J]. N Engl J Med, 2013, 369 (22): 2093-2104.

[200] GRANGER C B, ALEXANDER J H, MCMURRAY J J, et al. Apixaban versus warfarin in patients with atrial fibrillation [J]. N Engl J Med, 2011, 365 (11): 981-992.

[201] PATEL M R, MAHAFFEY K W, GARG J, et al. Rivaroxaban versus warfarin in nonvalvular atrial fibrillation [J]. N Engl J Med, 2011, 365 (10): 883-891.

[202] LIU L, WANG Z, GONG L, et al. Blood pressure reduction for the secondary prevention of stroke: a Chinese trial and a systematic review of the literature [J]. Hypertens Res, 2009, 32 (11): 1032-1040.

[203] HEMPHILL J C, GREENBERG S M, ANDERSON C S, et al. Guidelines for the Management of Spontaneous Intracerebral Hemorrhage: for Healthcare Professionals from the American Heart Association/American Stroke Association [J]. Stroke, 2015, 46 (7): 2032-2060.

[204] American Diabetes Association. Standards of medical care in diabetes-2013 [J]. DiabeIes care, 2013, 36 Suppl 1 (Suppl 1): S11-S66.

[205] STONE N J, ROBINSON J G, LICHTENSTEIN A H, et a1.2013 ACC/AHA guideline on the treatment of b1ood cholesterol to reduce atherosclerotic cardiovascular risk in aduIts: a report of the American College of Cardiology/American Heart Association Task Force on Practice Guidelines [J]. Circulation, 2014, 129 (25 Suppl 2): S1-45.

[206] POCOCK S J, COLLIER T J. Critical appraisal of the 2018 ACC scientific sessions late-braking trials from a statistican's prospective [J]. JACC, 2018, 71 (25): 2957-2969.

[207] MACH F, BAIGENT C, CATAPANO A L, et al. 2019 ESC/EAS Guidelines for the management of dyslipidaemias: lipid modification to reduce cardiovascular risk [J]. Eur Heart J, 2020, 41 (1): 111-188.

[208] HART R G, CATANESE L, PERERA K S, et al. Embolic Stroke of Undetermined Source. A Systematic Review and Clinical Update [J]. Stroke, 2017, 48 (4): 867-872.

[209] 中华医学会神经病学分会，中华医学会神经病学分会脑血管病学组．中国脑血管病一级预防指南 2019 [J]. 中华神经科杂志，2019, 52 (9): 684-709.

[210] 黄久仪，王桂清，沈凤英，等．脑血管血液动力学积分与脑卒中风险的队列研究 [J]. 中华流行病学杂志，2003, 24 (2):89-93.

[211] YANG X, LI J, HU D, et al. Predicting the 10-Year Risks of Atherosclerotic Cardiovascular Disease in Chinese Population: The China-PAR Project (Prediction for ASCVD Risk in China) [J]. Circulation, 2016, 134 (19): 1430-1440.

[212] WANG Y, LIU J, WANG W, et al. Lifetime risk of stroke in young-aged and middle-aged Chinese population: the Chinese Multi-Provincial Cohort Study [J]. J Hypertens, 2016, 34 (12): 2434-2440.

[213] HAO G, WANG X, CHEN Z, et al. China Hypertension Survey Investigators. Prevalence of heart failure and left ventricular dysfunction in China: the China Hypertension Survey, 2012-2015 [J]. Eur J Heart Fail, 2019, 21 (11): 1329-1337.

[214] GUSTAFSSON I, TORP-PEDERSEN C, KOBER L, et al. Effect of the angiotensin converting enzyme inhibitor trandolapril on mortality and morbidity in diabetic patients with left ventricular dysfunction after acute myocardial infarction. Trace Study Group [J]. J Am Coll Cardiol, 1999, 34 (1): 83-89.

[215] PACKER M, FOWLER M B, ROECKER E B, et al. COPERNICUS Study Group. Effect of carvedilol on the morbidity of patients with severe chronic heart failure: results of the carvedilol prospective randomized cumulative survival (COPERNICUS) study [J]. Circulation, 2002, 106 (17): 2194-2199.

[216] BRISTOW M R, SAXON L A, BOEHMER J, et al. Comparison of Medical Therapy, Pacing, and Defibrillation in Heart Failure (COMPANION) Investigators. Cardiac-resynchronization therapy with or without an implantable defibrillator in advanced chronic heart failure [J]. N Engl J Med, 2004, 350 (21): 2140-2150.

[217] GHALI J K, BOEHMER J, FELDMAN A M, et al. Influence of diabetes on cardiac resynchronization therapy with or without defibrillator in patients with advanced heart failure [J]. J Card Fail, 2007, 13 (9): 769-773.

[218] KOBER L, THUNE J J, NIELSEN J C, et al. DANISH Investigators. Defibrillator implantation in patients with nonischemic systolic heart failure [J]. N Engl J Med, 2016, 375 (13): 1221-1230.

[219] GRANGER C B, MCMURRAY J J, YUSUF S, et al. CHARM Investigators and Committees. Effects of candesartan in patients with chronic heart failure and reduced leftventricular systolic function intolerant to angiotensin-converting enzyme inhibitors: the CHARM-Alternative trial [J]. Lancet, 2003, 362 (9386): 772-776.

[220] KRISTENSEN S L, PREISS D, JHUND P S, et al. Risk Related to Pre-Diabetes Mellitus and Diabetes Mellitus in Heart Failure With Reduced Ejection Fraction: Insights From Prospective Comparison of ARNI With ACEI to Determine Impact on Global Mortality and Morbidity in Heart Failure Trial [J]. Circ Heart Fail, 2016, 9 (1): e002560.

[221] FARIS R F, FLATHER M, PURCELL H, et al. Diuretics for heart failure [J]. Cochrane Database Syst Rev, 2012 (2): CD003838.

[222] MACDONALD M R, SHE L, DOENST T, et al. Clinical characteristics and outcomes of patients with and without diabetes in the Surgical Treatment for Ischemic Heart Failure (STICH) trial [J]. Eur J Heart Fail, 2015, 17 (7): 725-734.

[223] KOMAJDA M, TAVAZZI L, FRANCQ B G, et al. SHIFT Investigators. Efficacy and safety of ivabradine in patients with chronic systolic heart failure and diabetes: an analysis from the SHIFT trial [J]. Eur J Heart Fail, 2015, 17 (9): 1294-1301.

[224] EURICH D T, MAJUMDAR S R, MCALISTER F A, et al. Improved clinical outcomes associated with metformin in patients with diabetes and heart failure [J]. Diabetes Care, 2005, 28 (10): 2345-2351.

[225] TAVAZZI L, MAGGIONI A P, MARCHIOLI R, et al. Gissi-HF Investigators. Effect of n-3 polyunsaturated fatty acids in patients with chronic heart failure (the GISSI-HF trial): a randomised, double-blind, placebo-controlled trial [J]. Lancet, 2008, 372 (9645): 1223-1230.

[226] DAMMAN K, VALENTE M A, VOORS A A, et al. Renal impairment, worsening renal function, and outcome in patients with heart failure: an updated meta-analysis [J]. Eur Heart J, 2014, 35 (7): 455-469.

[227] SONG J C, WHITE C M. Clinical pharmacokinetics and selective pharmacodynamics of new angiotensin converting enzyme inhibitors: an update [J]. Clin Pharmacokinet, 2002, 41 (3): 207-224.

[228] WANG Z, CHEN Z, WANG X, et al. The Disease Burden of Atrial Fibrillation in China from a National Cross-sectional Survey [J]. Am J Cardiol, 2018, 122 (5): 793-798.

[229] CHUGH S S, BLACKSHEAR J L, SHEN W K, et al. Epidemiology and natural history of atrial fibrillation: clinical implications [J]. J Am Coll Cardiol, 2001, 37 (2): 371-378.

[230] AKSU T, GULER T E, BOZYEL S, et al. 2017 expert consensus

statement on catheter and surgical ablation of atrial fibrillation: letter to the Editor [J]. Europace, 2017, 20 (FI_3): f462-f462.

[231] CALKINS H, HINDRICKS G, CAPPATO R, et al. 2017 HRS/EHRA/ECAS/APHRS/SOLAECE expert consensus statement on catheter and surgical ablation of atrial fibrillation: executive summary [J]. J Arrhythm, 2017, 50 (1): 1-55.

[232] SHOEMAKER M B, MUHAMMAD R, FARRELL M, et al. Relation of morbid obesity and female gender to risk of procedural complications in patients undergoing atrial fibrillation ablation. [J]. Am Jo Cardiol, 2013, 111 (3): 368-373.

[233] MORIN D P, BERNARD M L, MADIAS C, et al. The State of the Art: Atrial Fibrillation Epidemiology, Prevention, and Treatment [J]. Mayo Clin Proc, 2016, 91 (12): 1778.

[234] SCHNEIDER M P, HUA T A, BOHM M, et al. Prevention of atrial fibrillation by Renin-Angiotensin system inhibition a meta-analysis [J]. J Am Coll Cardiol, 2010, 55 (21): 2299-2307.

[235] THOMAS M C, DUBLIN S, KAPLAN R C, et al. Blood pressure control and risk of incident atrial fibrillation [J]. Am J Hypertens, 2008, 21 (10): 1111-1116.

[236] WOKHLU A, HODGE D O, MONAHAN K H, et al. Long-term outcome of atrial fibrillation ablation: impact and predictors of very late recurrence [J]. J Cardiovasc Electrophysiol, 2010, 21 (10): 1071-1078.

[237] NISHIMURA R A, OTTO C M, BONOW R O, et al. 2014 AHA/ACC guideline for the management of patients with valvular heart disease: executive summary: a report of the American College of Cardiology/American Heart Association Task Force on Practice Guidelines [J]. J Am Coll Cardiol, 2014, 63 (22): 2438-2488.

[238] FATEMI O, YURIDITSKY E, TSIOUFIS C, et al. Impact of intensive glycemic control on the incidence of atrial fibrillation and associated cardiovascular outcomes in patients with type 2 diabetes mellitus (from the Action to Control Cardiovascular Risk in Diabetes Study) [J]. Am J Cardiol, 2014, 114 (8): 1217-1222.

[239] NGUYEN T N, HILMER S N, CUMMING R G. Review of epidemiology and management of atrial fibrillation in developing countries [J]. Int J Cardiol, 2013, 167 (6): 2412-2420.

[240] PATEL D, MOHANTY P, DI BIASE L, et al. Safety and efficacy of pulmonary vein antral isolation in patients with obstructive sleep apnea: the impact of continuous positive airway pressure [J]. Circ Arrhythm Electrophysiol, 2010, 3 (5): 445-451.

[241] HART R G, EIKELBOOM J W, BRIMBLE K S, et al. Stroke prevention in atrial fibrillation patients with chronic kidney disease [J]. Can J Cardiol, 2013, 29 (7): S71-S78.

[242] HART R G, PEARCE L A, AGUILAR M I. Meta-analysis: Antithrombotic Therapy to Prevent Stroke in Patients Who Have Nonvalvular Atrial Fibrillation [J]. Ann Intern Med, 2007, 146 (12): 857.

[243] GALLAGHER A M, SETAKIS E, PLUMB J M, et al. Risks of stroke and mortality associated with suboptimal anticoagulation in atrial fibrillation patients [J]. Thromb Haemost, 2011, 106 (11): 968-977.

[244] WANG Z, WANG X, HAO G, et al. A national study of the prevalence and risk factors associated with peripheral arterial disease from China: The China Hypertension Survey, 2012-2015 [J]. Int J Cardiol, 2019, 275: 165-170.

[245] CRIQUI M H, LANGER R D, FRONEK A, et al. Mortality over a period of 10 years in patients with peripheral arterial disease [J]. N Engl J Med, 1992, 326 (6): 381-386.

[246] JOOSTEN M M, PAI J K, BERTOIA M L, et al. Associations between conventional cardiovascular risk factors and risk of peripheral artery disease in men [J]. JAMA, 2012, 308 (16): 1660-1667.

[247]《老年人四肢动脉粥样硬化性疾病诊治中国专家建议 2012》写作组，中华医学会老年医学分会，中华医学会外科学分会血管外科专业组，等. 老年人四肢动脉粥样硬化性疾病诊治中国专家建议 (2012) [J]. 中华老年医学杂志，2013, 32 (2): 121-131.

[248] 中华医学会外科学分会血管外科学组. 下肢动脉硬化闭塞症诊治指南 [J]. 中华医学杂志，2015, 95 (24): 1883-1896.

[249] No authors listed. Edinburgh claudication questionnaire [J]. Occas Pap R Coll Gen Pract, 2002 (82): 44.

[250] AHIMASTOS A A, WALKER P J, ASKEW C, et al. Effect of ramipril on walking times and quality of life among patients with peripheral artery disease and intermittent claudication: a randomized controlled trial [J]. JAMA, 2013, 309 (5): 453-460.

[251] ABOYANS V, RICCO J B, MEL B, et al. 2017 ESC Guidelines on the Diagnosis and Treatment of Peripheral Arterial Diseases [J]. Eur Heart J, 2018, 39 (9): 763-816.

[252] SINGH S, ARMSTRONG E J, SHERIF W, et al. Association of elevated fasting glucose with lower patency and increased major adverse limb events among patients with diabetes undergoing infr-

apopliteal balloon angioplasty [J]. Vasc Med, 2014, 19 (4): 307-314.

［253］洪天配，母义明，纪立农，等. 2 型糖尿病合并动脉粥样硬化性心血管疾病患者降糖药物应用专家共识 [J]. 中国糖尿病杂志，2017, 25 (6): 481-492.

［254］血脂异常老年人使用他汀类药物中国专家共识组. 血脂异常老年人使用他汀类药物中国专家共识 [J]. 中华内科杂志，2015, 54 (5): 467-477.

［255］GERHARD-HERMAN M D, GORNIK H L, BARRETT C, et al. 2016 AHA/ACC Guideline on the Management of Patients With Lower Extremity Peripheral Artery Disease: A Report of the American College of Cardiology/American Heart Association Task Force on Clinical Practice Guidelines [J]. Circulation, 2017, 135 (12): e726-e779.

［256］SPRONK S, BOSCH J L, DEN HOED P T, et al. Intermittent claudication: clinical effectiveness of endovascular revascularization versus supervised hospital-based exercise training--randomized controlled trial [J]. Radiology, 2009, 250 (2): 586-595.

［257］FOKKENROOD H J, BENDERMACHER B L, LAURET G J, et al. Supervised exercise therapy versus non-supervised exercise therapy for intermittent claudication [J]. Cochrane Database Syst Rev, 2013 (8): CD005263.

［258］MCDERMOTT M M. Exercise training for intermittent claudication [J]. J Vasc Surg, 2017, 66 (5): 1612-1620.

［259］蒋雄京，邹玉宝. 肾动脉狭窄的诊断和处理中国专家共识 [J]. 中国循环杂志，2017, 32 (9): 835-844.

［260］蒋雄京，邹玉宝. 锁骨下 / 颅外椎动脉狭窄的处理：中国专家共识 [J]. 中国循环杂志，2019, 34 (6): 523-532.

［261］YAO B C, MENG L B, HAO M L, et al. Chronic stress: a critical risk factor for atherosclerosis [J]. J Int Med Res, 2019, 47 (4): 1429-1440.

［262］ANDERSON J L, HALPERIN J L, ALBERT N M, et al. Management of patients with peripheral artery disease [J]. Circulation, 2013, 127 (13): 1425-1443.

［263］OH J, HONG N, KANG S M. Dietary therapy in hypertension [J]. N Engl J Med, 2010, 362 (22): 2102-2112.

［264］GAY H C, RAO S G, VACCARION V, et al. Effects of different Dietary interventions on Blood Pressure: Systematic Review and Meta-Analysis of Randomized Controlled Trials [J]. Hypertension, 2016, 67 (4): 733-739.

[265] ISO H, DATE C, YAMAMOTO A, et al. JACC Study Group. Smoking cessation and mortality from cardiovascular disease among Japanese men and women: The JACC Study [J]. Am J Epidemiol, 2005, 161 (2): 170-179.

[266] CLAIR C, RIGOTTI N A, PORNEALA B, et al. Associationof smoking cessation and weight change with cardiovascular disease among adults with and without diabetes [J]. JAMA, 2013, 309 (10): 1014-1021.

[267] LAW M R, MORRIS J K, WALD N J. Environmental tobacco smoke exposure and ischaemic heart disease: an evaluation of the evidence [J]. BMJ, 1997, 315 (7114): 973-980.

[268] JOSEPH A M, NORMAN S M, FERRY L H, et al. The safety of transdermal nicotine as an aid to smoking cessation in patients with cardiac disease [J]. N Engl J Med, 1996, 335 (24): 1792-1798.

[269] 阻塞性睡眠呼吸暂停低通气综合征诊治指南(基层版)写作组．阻塞性睡眠呼吸暂停低通气综合征诊治指南(基层版)[J]. 中华全科医师杂志，2015, 14 (7): 509-515.

[270] 罗金梅，肖毅．一种简便易行的筛查阻塞性睡眠呼吸暂停低通气综合征的问卷：STOP—Bang 问卷 [J]. 中华结核和呼吸杂志，2013, 36 (11): 868-870.

[271] 王玮．阻塞性睡眠呼吸暂停低通气综合征的简易诊断 [J]. 中华结核和呼吸杂志，2009, 32 (10): 765-766.

[272] KAPUT V K, AUCKLEY D H, CHOWDHURI S, et a1. Clinical practice guideline for diagnostic testing for adult obstructive sleep apnea: an American academy of sleep medicine clinical practice guideline [J]. J Clin Sleep Med, 2017, 13 (3): 479-504.

[273] QASEEM A, DALLAS P, OWENS D K, et a1. Diagnosis of obstructive sleep apnea in adults: a clinical practice guideline from the American College of Physicians [J]. Ann Intern Med, 2014, 161 (3): 210-220.

[274] QASEEM A, HOHY J E, OWENS D K, et a1. Management of obstructive sleep apnea in adults: a clinical practice guideline from the American College of Physicians [J]. Ann Intern Med, 2013, 159 (7): 471-483.

[275] 成人阻塞性睡眠呼吸暂停基层诊疗指南写作组．成人阻塞性睡眠呼吸暂停基层诊疗指南(实践版·2018) [J]. 中华全科医学杂志，2019, 18 (1): 30-35.

[276] 中华医学会呼吸病学分会睡眠呼吸障碍学组．睡眠呼吸疾病无创正压通气临床应用专家共识(草案)[J]. 中华结核和呼吸杂志，2017, 40 (9): 667-677.

[277] 阻塞性睡眠呼吸暂停与卒中诊治专家共识组 . 阻塞性睡眠呼吸暂停与卒中诊治专家共识 [J]. 中华内科杂志 , 2014,53 (8): 657-664.

[278] LUYSTER F S, BUYSSE D J, STROLLO P J. Comorbid Insomnia and Obstructive Sleep Apnea: Challenges for Clinical Practice and Research [J]. J Clin Sleep Med, 2010, 6 (2): 196-204.

[279] SÉRIÈS F. Can Improving Sleep Influence Sleep-Disordered Breathing? [J]. Drugs, 2009, 69 Suppl 2: 77-91.

[280] 中华医学会心血管病学分会 , 中华心血管病杂志编辑委员会 . 抗血小板治疗中国专家共识 [J]. 中华心血管病杂志 ,2013, 41 (3): 183-194.

[281] 中国医师协会心血管内科医师分会血栓防治专业委员会 , 中华医学会心血管病学分会冠心病与动脉粥样硬化学组 , 中华心血管病杂志编辑委员会 . 急性冠状动脉综合征非血运重建患者抗血小板治疗中国专家共识 (2018) [J]. 中华心血管病杂志 , 2019, 47 (6): 430-442.

[282] 韩雅玲 . 2016 中国经皮冠状动脉介入治疗指南解读 [J]. 临床军医杂志 , 2016, 44 (5): 441-443.

[283] VALGIMIGLI M.'Ten Commandments'of the 2017 ESC DAPT focused update Guidelines [J]. Eur Heart J, 2018, 39 (3): 186.

[284] 替罗非班治疗冠状动脉粥样硬化性心脏病专家共识组 . 替罗非班在冠状动脉粥样硬化性心脏病治疗的中国专家共识 [J]. 中华内科杂志 , 2013, 52 (5): 434-439.

[285] 中国医师协会心血管内科医师分会血栓防治专业委员会 , 中华医学会心血管病学分会介入心脏病学组 , 中华心血管病杂志编辑委员会 . 急性冠状动脉综合征特殊人群抗血小板治疗中国专家建议 [J]. 中华心血管病杂志 , 2018, 46 (4): 255-266.

[286] KAZI D S, LEONG T K, CHANG T I, et al. Association of spontaneous bleeding and myocardial infarction with long-term mortality after percutaneous coronary intervention [J]. J Am Coll Cardiol, 2015, 5 (14): 1411-1420.

[287] CARRERAS E, HOCHHOLZER W, FRELINGER A, et al. Diabetes mellitus, CYP2C19 genotype, and response to escalating doses of clopidogrel [J]. Thromb Haemost, 2016, 116 (1): 69-77.

[288] WANG H, QI J, LI Y, et al. Pharmacodynamics and pharmacokinetics of ticagrelor vs. clopidogrel in patients with acute coronary syndromes and chronic kidney disease [J]. Br J Clin Pharmacol, 2018, 84 (1): 88-96.

[289] HAN Y, JING Q, XU B, et al. Safety and Efficacy of Biode-

gradable Polymer-Coated Sirolimus-Eluting Stents in "Real-World" Practice: 18-Month Clinical and 9-Month Angiographic Outcomes [J]. JACC Cardiovasc Interv, 2009, 2 (4): 303-309.

[290] 中华医学会神经病学分会，中华医学会神经病学分会脑血管病学组．中国急性缺血性脑卒中诊治指南 2018 [J]. 中华神经科杂志，2018, 51 (9): 666-682.

[291] 冠状动脉旁路移植术围术期抗血小板治疗共识专家组．冠状动脉旁路移植术围术期抗血小板治疗专家共识 [J]. 中华胸心血管外科杂志，2016, 32 (1): 1-8.

[292] 蒋雄京，杨进刚．外周动脉疾病的治疗 [J]. 中华内科杂志，2014, 53 (9): 755-756.

[293] 中华医学会心血管病学分会介入心脏病学组，中国医师协会心血管内科医师分会血栓防治专业委员会．经皮冠状动脉介入治疗围术期非口服抗凝药物临床应用中国专家共识 [J]. 中华心血管病杂志，2018, 46 (6): 428-437.

[294] KNUUTI J, WIJNS W, SARASTE A, et al. 2019 ESC Guidelines for the diagnosis and management of chronic coronary syndromes [J]. Eur Heart J, 2020, 41 (3): 407-477.

[295] KONSTANTINIDES SV, MEYER G, BECATTINI C, et al. 2019 ESC Guidelines for the diagnosis and management of acute pulmonary embolism developed in collaboration with the European Respiratory Society (ERS): The Task Force for the diagnosis and management of acute pulmonary embolism of the European Society of Cardiology (ESC) [J]. Eur Respir J, 2019, 54 (3): 1901647.

[296] 中华医学会心血管病学分会肺血管病学组．急性肺栓塞诊断与治疗中国专家共识(2015) [J]. 中华心血管病杂志，2016, 44 (3): 197-211.

[297] LIP G Y, WINDECKER S, HUBER K, et al. Management of antithrombotic therapy in atrial fibrillation patients presenting with acute coronary syndrome and/or undergoing percutaneous coronary or valve interventions [J]. Eur Heart J, 2014, 35 (45): 3155-3179.

[298] 中华医学会心血管病学分会，中华医学会心电生理和起搏分会，中国医师协会心律学专业委员会．非瓣膜病心房颤动患者新型口服抗凝药的应用中国专家共识 [J]. 中华心律失常学杂志，2014, 18 (5): 321-329.

[299] JANUARY C T, WANN L S, CALKINS H, et al. 2019 AHA/ACC/HRS Focused Update of the 2014 AHA/ACC/HRS Guideline for the Management of Patients With Atrial Fibrillation: A Report of the American College of Cardiology/American Heart Association Task Force on Clinical Practice Guidelines and the Heart

Rhythm Society in Collaboration With the Society of Thoracic Surgeons [J]. Circulation, 2019, 140 (2): e125-e151.

[300] TOMASELLI G F, MAHAFFEY K W, CUKER A, et al. 2017 ACC Expert Consensus Decision Pathway on Management of Bleeding in Patients on Oral Anticoagulants: A Report of the American College of Cardiology Task Force on Expert Consensus Decision Pathways [J]. J Am Coll Cardiol, 2017, 70 (24): 3042-3067.

[301] OSTERBERG L, BLASCHKE T. Adherence to medication [J]. N Engl J Med, 2005, 353 (5): 487-497.

[302] ANGHEL L A, FARCAS A M, OPREAN R N. An overview of the common methods used to measure treatment adherence [J]. M Med Pharm Rep, 2019, 92 (2): 117-122.

[303] LESLIE K H, MCCOWAN C, PELL J P. Adherence to cardiovascular medication: a review of systematic reviews [J]. J Public Health (Oxf), 2018, 41 (1): e84-e94.

[304] HAWKSHEAD J, KROUSEL-WOOD M A. Techniques for measuring medication adherence in hypertensive patients in outpatient settings [J]. Disease Management&Health Outcomes, 2007, 15 (2): 109-118.

[305] FORBES C A, DESHPANDE S, SORIO-VILELA F, et al. A systematic literature review comparing methods for the measurement of patient persistence and adherence [J]. Curr Med Res Opin, 2018, 34 (9): 1613-1625.

[306] UCHMANOWICZ B, SZYMAŃSKA-CHABOWSKA A, JANKOWSKA-POLAŃSKA B. Assessment of adherence to medication for cardiovascular diseases: measurement tools [J]. Cardiovasc J Afr, 2019, 30 (2): 113-119.

[307] KUNTZ J L, SAFFORD M M, SINGH J A, et al. Patient-centered interventions to improve medication management and adherence: a qualitative review of research findings [J]. Patient Educ Couns, 2014, 97 (3): 310-326.

[308] XU R, XIE X, LI S, et al. Interventions to improve medication adherence among Chinese patients with hypertension: a systematic review and meta-analysis of randomized controlled trails [J]. Int J Pharm Pract, 2018, 26 (4): 291-301.

[309] SALISBURY C, O'CATHAIN A, THOMAS C, et al. Telehealth for patients at high risk of cardiovascular disease: pragmatic randomised controlled trial [J]. BMJ, 2016, 353: i2647.

[310] LU X, YANG H, XIA X, et al. Interactive Mobile Health Intervention and Blood Pressure Management in Adults [J]. Hyperten-

sion, 2019, 74 (3): 697-704.

[311] 巩维佳, 姚军, 连元元, 等. 远程血糖管理系统在社区 2 型糖尿病管理中的应用效果研究 [J]. 中国全科医学, 2018,21 (4): 465-470.

[312] 马良, 石羽. 高血压患者远程管理效果研究 [J]. 临床荟萃,2018, 33 (12): 1040-1043.

[313] DIXON P, HOLLINGHURST S, EDWARDS L, et al. Cost-effectiveness of telehealth for patients with raised cardiovascular disease risk: evidence from the Healthlines randomised controlled trial [J]. BMJ Open, 2016, 6 (8): e012352.

[314] LI JS, BARNETT TA, GOODMAN E, et al. Approaches to the prevention and management of childhood obesity: the role of social networks and the use of social media and related electronic technologies: a scientific statement from the American Heart Association [J]. Circulation, 2013, 127 (2): 260-267.

[315] World Health Organization. Scaling up action agains noncommunicable diseases: how much will it cost? [M]. Geneva: World Health Organization, 2011.

[316] COLLINS M, MASON H, O'FLAHERTY M, et al. An economic evaluation of salt reduction policies to reduce coronary heart disease in England: a policy modeling study [J]. Value Health, 2014, 17 (5): 517-524.

[317] GU D, HE J, COXSON P G, et al. The Cost-Effectiveness of Low-Cost Essential Antihypertensive Medicines for Hypertension Control in China: A Modelling Study [J]. PLoS Med, 2015, 12 (8): e1001860.

[318] WANG Z, HAO G, WANG X, et al. Clinical outcomes and economic impact of the 2017 ACC/AHA guidelines on hypertension in China [J]. J Clin Hypertens (Greenwich), 2019, 21 (8): 1212-1220.

[319] CROSSAN C, LORD J, RYAN R, et al. Cost effectiveness of case-finding strategies for primary prevention of cardiovascular disease: a modelling study [J]. Br J Gen Pract, 2017, 67 (654): e67-77.

[320] LI R, ZHANG P, BARKER L E, et al. Cost-effectiveness of interventions to prevent and control diabetes mellitus: a systematic review [J]. Diabetes Care, 2010, 33 (8): 1872-1894.

[321] 梁小华, 顾东风, 张欢, 等. 社区高血压患者健康管理药物治疗和直接医疗费用分析 [J]. 中华预防医学杂志, 2011,45 (8): 732-736.

[322] 梁小华. 高血压社区健康管理卫生经济学评价及糖尿病手机管理效果评价研究 [D]. 北京: 北京协和医学院, 2011.

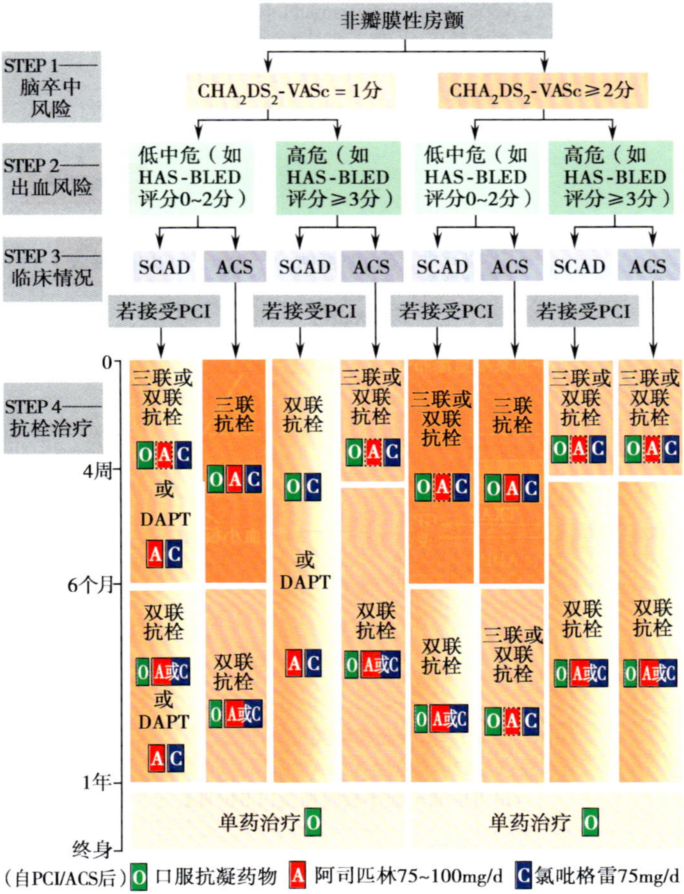

O 口服抗凝药物 A 阿司匹林75~100mg/d C 氯吡格雷75mg/d

图 24　非瓣膜性房颤合并冠心病和 / 或拟接受 PCI 患者的抗凝管理

注：SCAD：稳定性冠心病；ACS：急性冠脉综合征；PCI：经皮冠状动脉介入治疗；DAPT：双联抗血小板治疗。